これなら身につく！

薬局英会話

最短トレーニング

編著 薬剤師 Noriko 医療通訳者 椎川乃雅（nolasu）

じほう

はじめに

実は，私は学生時代からずっと英語が嫌いで苦手でした。そんな私が，なぜ難関といわれる医療通訳の試験に受かったのか不思議に思われるかもしれません。なぜ受かったのか，それは学習法にコツがあり，それを利用して学習したことが大きかったのではないかと思います。

いままでの医療用英語教材は，英語上級者向けのものが多く，私のようにもともと英語が得意なわけではないという学習者にとっては難しく，活用しにくいものばかりでした。「医療英語なんて難しそうだからはじめから上級者向けで当たり前でしょ？　一般的な英語をマスターしてから取り組むべきでしょ？」とおっしゃる方が多いのですが，実はそれは誤解です。医療英語は，職種によって必要な範囲に絞れば，日常英会話よりも簡単です。これは医療英語に限らず，どんな職種でも同じことが言えると思います。

ただし，もともと語学レベルの高い方が教材を作ると，簡単な内容がとても難しいものになってしまいます。つまり，ビギナーがどこでつまずくのか，日本の義務教育を受けてきた日本人はどういったフレーズなら身につけやすいのか，そういった学習者目線での教材にならないのです。

いままでの教材も，1文1文はそれほど難しくはないかもしれません。ではなぜ難しく感じてしまうのでしょう？　それは，文の構成も，使っている単語もバラバラで，とにかく「バラエティ豊かな素晴らしいフレーズ集」になっていたからです。実は，バラエティ豊かな素晴らしいフレーズ集というのはビギナーにとってはとても身につけづらいものなのです。

薬の話で例えてみましょう。「～ジピン」といえば何を思い浮かべますか？もちろん「カルシウム拮抗薬」ですね。これが，同系統なのに成分名に全く共通点がなかったらどうでしょう？　常に記憶に留めるのはなかなか大変ではないでしょうか。共通部分があるからこそ，学習時間も短縮できるし思い出すのも簡単になります。

一方で，たとえ共通部分がなくても，頑張らなくても自然に覚えていくこともできます。例えばアセトアミノフェン，レバミピドなどは，あまりにも毎日のように出会いすぎて，頑張って覚えたという人はいないでしょう。このように，出会いが多ければ多いほど自然と記憶も定着していきます。

語学も同じで，何度も何度も使ったフレーズは自然と身につきますが，そうではない場合，苦労せず使うためには何か工夫が必要です。教材としてはシンプルであること，共通部分が多いこと，さらに何度も出会う（反復しやすい）という工夫があれば最強です。本書はそれらの工夫をすべて兼ね備えたものになっています。実は，私が医療通訳の勉強に取り入れた方法も同じです。このような工夫をして，ひたすら反復学習をしただけです。

本書は，主に調剤薬局の薬剤師が服薬指導する際に必要なフレーズに絞って作成しました。誰でも反復学習さえすれば身につきます。「1週間でマスター！」「聞くだけで話せるようになる！」と謳う教材は魅力的かもしれませんが，残念ながらそんな魔法の教材はありません。ある程度の頑張りは必要ですが，本書はその負荷をとことん小さくしています。

とはいえ，いくら身につくといっても怪しい英語では困りますよね。でもそこはご安心ください。英文はすべて，通訳者，翻訳者であり，医療通訳のための教材を作成しているバイリンガルのnolasuさんと一緒に作りました。

完璧な英語が話せなくても，日本語がわからない患者さんにとって少しでもわかる言語で話そうとした寄り添う姿勢は安心にもつながります。

そしていつか，この本で学んだ方が「英語で対応している自分，ちょっとカッコいいかも！」と思っていただけたら幸いです

Noriko

本書の特徴と使い方

「最短トレーニング」のための工夫

本書には工夫がたくさんあります！

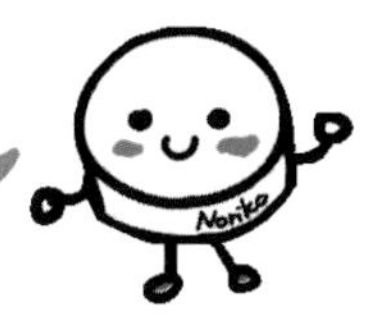

最大のポイントは…
ビギナーさん目線で作られているため，挫折しにくく，反復学習しやすい工夫があること！

ネイティブスピーカーの口語的な表現にこだわらず，できるだけ，日本人が作文しやすい文法，構成，単語で作られているため，受験英語しか学んでいないという方でも抵抗なく取り組めます。
また，どんなに教材がわかりやすくても，語学というのは反復しないと身につきません。こちらは，反復学習がしやすいように構成し，音声もそのように作成しています。
ではその工夫について説明します。

●工夫1．フレーズの出だしはできるだけ統一

英語ビギナーさんは，まず言い出しでつまずきがちです。始めの一言目が出てきません。似たような内容なのに，一言目がバラエティ豊かにあったら，それは一見応用が利いて良さそうでも，ビギナー向けの教材ではありません。

もし言い出しがどれも同じなら，まず始めの一言が出てきます。そうしたら，あとは何とかなるものです

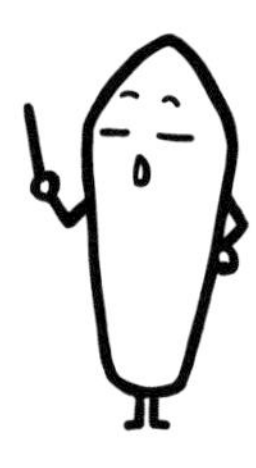

●工夫2．動詞は最小限で使い分け

本書では，できるだけ動詞は簡単な単語で統一して作成しています。もしかしたら，より自然な表現が他にあるかもしれません。しかし，その表現が難しく，とっさに使えないのであれば意味がありません。

また，色々な表現を覚えようとすると選択肢が増えてしまいます。この「選択肢が多い」ということは，話すことをより難しくしてしまう原因になります。本書で学習していくと，いつも同じ表現を使うことで，かなりハードルが下がるのが実感できると思います。とはいえ，より自然な表現がある場合にコメントとして入れているものもあるのでそちらも参考にしてください。

●工夫3．似たようなフレーズをちょっとずつ変えて特訓する

似たようなフレーズばかりで簡単すぎると感じるかもしれません。でもこれはあえてそうしています。簡単すぎるフレーズに慣れていないと，実際に患者さんを目の前にしたとき，とっさに口から出て来ません。

多くの日本人に共通して見られるのが，

✓読むことはできる
✓英作文もできる
✓頭の中で一度英作文してから話すということはできる
…でも「作文」と「話す」を同時にすることができない。

こんな感じではないでしょうか？

それができるようになるには，似たようなフレーズに何度も出会い，とっさに出てくるまで特訓するしかありません。

この特訓の負荷を極力小さくしたのが
この本の特徴です

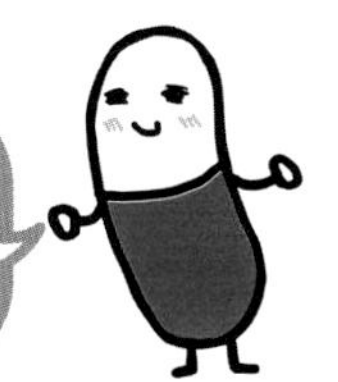

●工夫4．2種類の音声を使い分けて特訓できる

QRコードからアクセスできるフレーズの音声は，すべて2種類ずつご用意しています。1つ目は「日本語→英語（日本語音声→間→聞き取りやすい英語音声で構成）」。2つ目は「英語のみ（テンポの良い英語音声）」。

一般的な医療英語の教材は英語音声のみのものが多いですが，それを聞くだけでは，ただの聞き流しになってしまいます。残念ながら聞き流しているだけでは身につきません。とはいえ，常に教材を開いて一時停止を繰り返すのも大変です。

本書は「日本語→間→英語」の音声があるため，通勤中や家事をしながら，本を見なくてもサクサク特訓（瞬間英作文）ができるようになっています。

声を出せない環境では口元を動かすだけでも
十分効果がありますよ

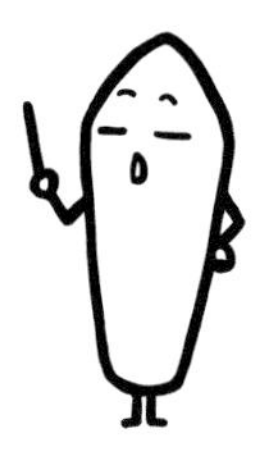

実は，筆者はこの方法で通訳の試験対策をして一番効果を感じました。当時は自分の声ですべて録音して作成しましたが，本書では癖のない綺麗な音声で作っているのでストレスなく取り組めます。始めはスピードについていけなくても，繰り返しているうちに音声のほうが遅いと思えるようになります。

また，「日本語→英語」の音声の英語は，聞き取りやすいようにところどころで区切りを入れています。「英語のみ」の音声では，区切りを入れることなく，自然な英語としてテンポよく録音されています。本を片手に，英語だけ確認したいときや，口慣れするようにリピーティングやシャドウイングに使うのに最適です。

2種類の音声があるので，学習方法に
よって使い分けてくださいね

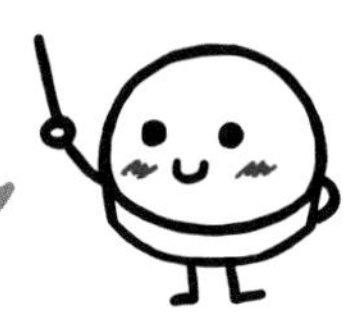

●工夫5．赤シートを使って効率よく学習できる

暗記といえば単語帳または赤シートですね！　音声での瞬間英作文はまだ負荷が大きすぎるという方は，まずはこの赤シートを使ってのんびり英語フレーズを確認しながら進めてみてください。

特に資料編のイラスト入り単語集は，赤シートの利用で視覚的に効率よく暗記できます

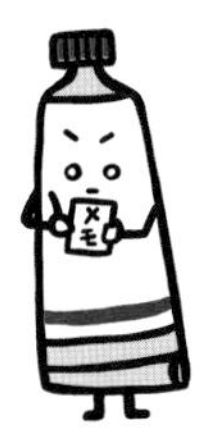

●工夫6．英語以外の学びがある

ところどころに捕捉的なコメントがあります。これを読むことで，どんなときにそのフレーズが必要になるのかイメージしやすくなると思います。またフレーズに関連したちょっとした豆知識は，特に新人薬剤師さん，または薬剤師以外の方に，英語以外の学びにつながるように作成しました。

具体的な商品名や成分名も例として挙げているので，なぜその用法なのか学びのきっかけになったら嬉しいです

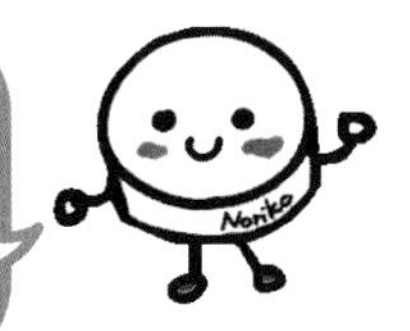

●工夫7．ゆるいキャラクターで気楽に学べる

見ておわかりのように，全体的にかなりゆるいイメージで作っています。はじめは「勉強するぞ！」と気合を入れても続かなければ意味がありません。まずは続けることが大事です。寝転びながらでもいいので気楽に続けてみてください。

カナダ育ちのnolasuからのTipsは，このメープルのキャラクターがご紹介します！

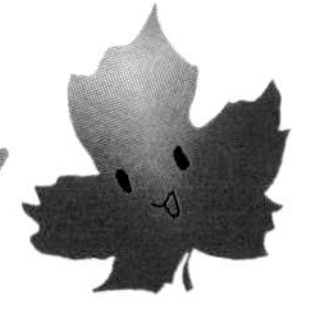

音声について

本書の音声は音声合成システムを利用して作成したものです。合成音声は癖がなく，速さも一定で，雑音も全くありません。一つひとつの単語が正確に発音されるため，人が録音したものよりも聞き取りやすく仕上がっています（いくつかあるなかで一番自然に聞こえたシステムを採用しました）。本書の英語をネイティブスピーカーに聞いてもらっても，概ね違和感がないという回答でした。

アクセントは基本的にアメリカ英語のアクセントで作成しています。もちろんさまざまな地域の英語に慣れたほうがいいのでしょうが，あくまでこちらはビギナーさん向けとして作成しているため統一したアクセントで作っています。

癖がなく，耳に優しい美声です♪

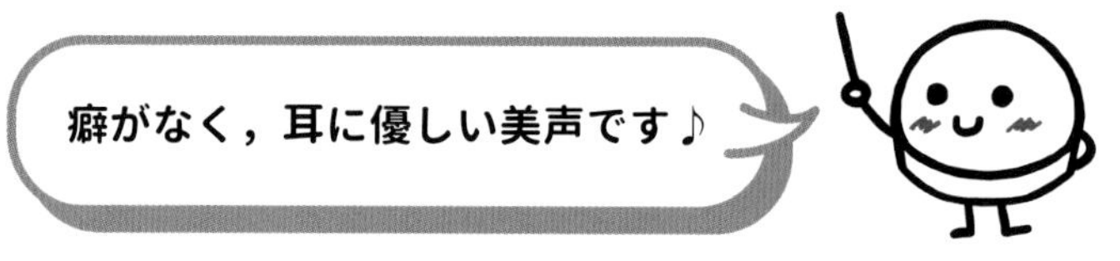

フレーズについて

本書に掲載しているフレーズは，現役薬剤師の皆さまにアンケートを取り，「実際に現場でよく使うフレーズ」や「たまにしか使わないけど，知っておきたい重要フレーズ」などを中心に「かゆい所に手が届くようなフレーズ集」となるよう作成しています。

アンケートに答えてくださった薬剤師の皆さま，ありがとうございました！
Noriko

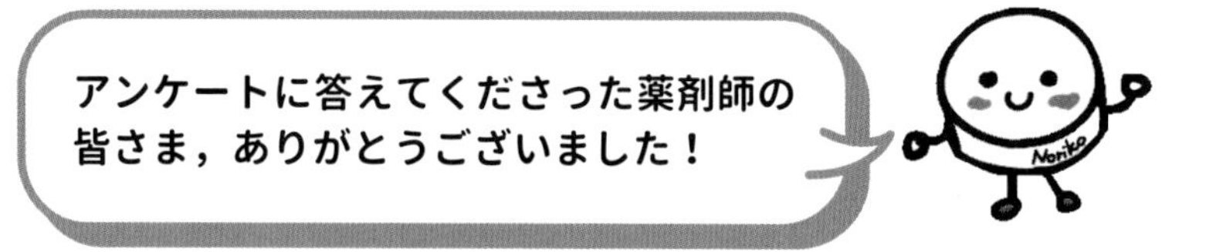

そのため，フレーズ量はとても多くなってしまいましたが，端からすべて覚えようとせず，まずはご自分が使いそうなフレーズを抜粋して学んでみてください。身近なフレーズから学んでいくと，抵抗なく難しいフレーズにもチャレンジできるようになります。

どんな人向け？

第1章は英語ビギナーさん，第2章以降は第1章を終えたビギナーさん，医療英語を学んだことがある中級の方向けです。

主に薬局で薬剤師が必要とするフレーズに絞っていますが，薬の服薬指導は，薬剤師だけでなく，医師や看護師，その他さまざまな医療従事者にとっても基本のフレーズになります。また，医療通訳を目指す方や，英語を武器にしたい医療事務の方にもぜひ使っていただければと思います。

英語が苦手な薬剤師の代わりに通訳してくださるととても心強いと思います

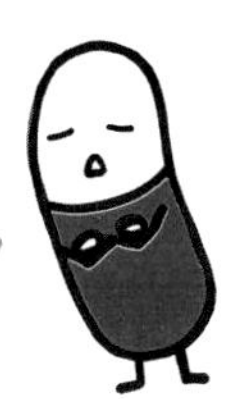

具体的な学習方法

●ビギナーさんの場合

まずは第1章をとことん仕上げることをお勧めします。第1章がほとんど使えるようになると実際の現場対応もかなり楽になるはずです。

次の①～⑥の方法で取り組んでみてください。

①文の構成と単語を確認して，英文を文法的に理解した状態にする

難しい構文はありません。

②英語のみの音声を聞いて発音を確認し，その後テキストを見ながら音読する

このとき，英語のみの音声を使い，速すぎるようなら速さの設定を調節してください(音声速度の調節はお使いのブラウザや音声再生アプリ等に依存します)。

③英語のみの音声を流しながら，同時に同じ速さで言えるようにテキストを見ながら音読する(オーバーラッピング)

④「日本語→英語」の音声を使って日本語の後，できるだけテキストを見ずに英作文してみる

はじめは，英語が流れる前に言い切るのは難しいと思います。英語が始まったら一度音声を止めて，テキストで確認しながら進めてください。

⑤「日本語→英語」の音声を使って，日本語の後，英語が流れる前に，テキストは見ずに英文を言い切れるようにする。その後英語が聞こえたらそれをもう一度シャドウイング*する

このとき，多少言い回しや順番が異なってもあまり気にしなくて大丈夫です。長い文章になればなるほど言い方もさまざまです。あくまで例文なので，自分の英語でも伝わると思えればそれで問題ありません。また，言い慣れたフレーズ以外では英語が始まる前に言い切るのは難しいと思います。その場合は気にせず英語が流れたらそれをシャドウイングしましょう。それを繰り返しているうちに，多くのフレーズが言えるようになります。さらに慣れてくると，同時通訳のように日本語の途中で被せ気味に英語を始めることができるようになります。

⑥最後の仕上げに，薬局でよく出る薬の組み合わせを想像して，それらについて自分なりの服薬指導を行ってみる

③以降ではどの段階でも英語のみの音声でシャドウイングをするのもお勧めです。口が慣れ，頭で覚えるというよりも口が動きを覚えてくれるのでスムーズに発音できるようになります。

＊シャドウイングとは

シャドウイングはシャドウのように音声に少し遅れて追従し，基本的には教材は見ずに行います。音声に被せて進んでいくため難しいと感じるかもしれませんが，瞬間英作文に比べると，負荷はそれほど大きくありません。聞こえたとおりに同じ速さでついていくため口慣らしとリスニング強化にとても効果的です。何度も何度もシャドウイングしたフレーズは口が覚えてしまうため，とっさに出てくるフレーズにすることができます。

●中級以上の方

中級以上の方はすでにさまざまな方法で英語を学ばれていると思います。自分がやりやすい方法があると思うので，自由に取り組んでみてください。

また，中級以上の方にとって第1章はとても簡単だと思います。もし，自信がないフレーズがあればそちらだけ取り組んで第2章から始めても問題はないかもしれません。とはいえ，英語全般としては中級でも，医療英語は初めてという方は，第1章もひととおり終わらせてからのほうが身につきやすいと思います。また負荷を大きくするために，英語のみの音声の速さを上げてシャドウイングすると良い訓練になると思います。

第2章以降も，すべてのフレーズをマスターする必要はありません。また，本書のフレーズだけですべてに対応できるようになるわけではありません。本書以上のことを言えるようになるには，一般的な英語力も必要ですし，医療全般の英語を身につけるには医師や看護師，検査技師が使うような幅広い英語を学ぶ医療通訳の勉強をするのもお勧めです。

本書がより深い学びのきっかけになりましたら幸いです。

補足について

今後，医療情勢の変化などによって，現場での対応が変わることがあると思います。また，新薬の販売や，添付文書の改訂などでフレーズなどに訂正が必要になった場合，ブログにて補足内容を公開していく予定です。また，学びに役立つ情報を掲載するほか，音声等も確認できるようにしますので，よろしければこちらもチェックしてください。

●Noriko ブログ
https://study-days.com/update/

追加情報をアップしたときはInstagramでも告知をしますので，よろしければこちらもチェックしてください（英語以外のさまざまな薬の情報も投稿しています）。

●Noriko Instagram
https://www.instagram.com/noriko_study_days/

音声ファイルダウンロードのご案内

本書に掲載されているフレーズや英単語等は，本文中に掲載されているQRコードをスマートフォン，タブレット端末等で読み取ると，音声を再生することができます。

また，MP3形式の音声ファイルを以下のURLから，章ごとに一括ダウンロードすることも可能です。PCで管理し，音楽ファイルとしてスマートフォン等に取り込むこともできますので，ぜひご活用ください。

※PCダウンロード用ファイルはZIP形式に圧縮されていますので，解凍のうえでご利用ください。容量が大きいためご注意ください。
※音声ファイルのダウンロード，再生によって生じたいかなる損害も株式会社じほうおよび執筆者は一切責任を負いません。
※音声ファイルの著作権は権利者が保有しています。本書購入者が個人でご利用いただく目的に限りダウンロードおよび複製を許諾するものとし，それ以外の一切の使用を禁じます。

【第1章～資料編までの音声ファイル】

以下のURLにアクセスすると，ZIPファイルのダウンロードが始まります。

・「**日本語→英語**」音声（**約650MB**）
https://audio.jiho.jp/eikaiwa-training/zip/ja-en.zip

・「**英語のみ**」音声（**約620MB**）
https://audio.jiho.jp/eikaiwa-training/zip/en.zip

ZIPファイルのパスワード（共通）
saitan2024

Contents

第1章 薬局英会話はじめの一歩（ビギナー編）

Step 6 投薬

第2章 投薬時の英語フレーズ(中級編)

第3章 投薬以外の英語フレーズ(中級編)

第4章 リスニング特訓

資料編

コラム

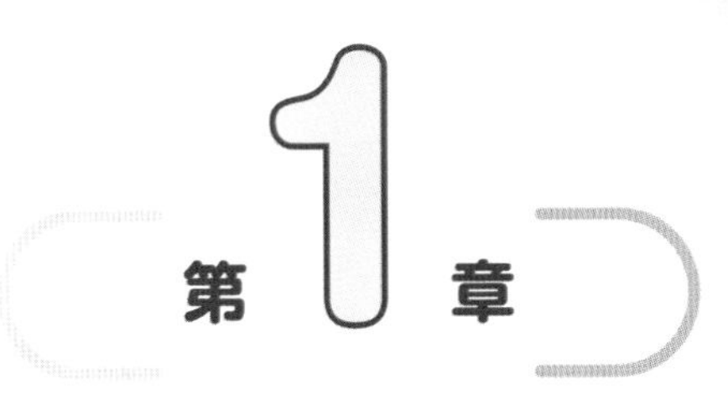

薬局英会話
はじめの一歩
（ビギナー編）

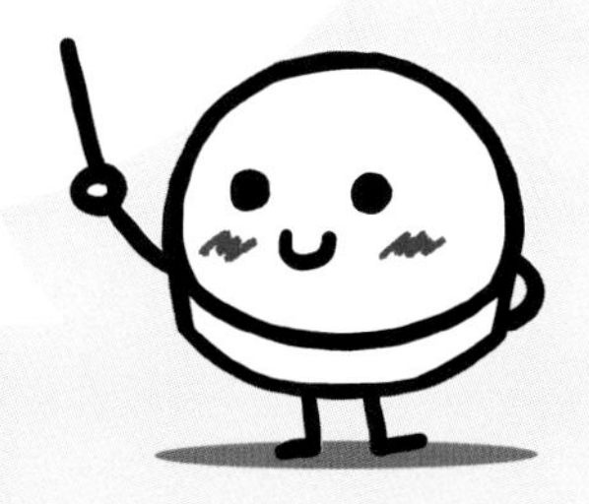

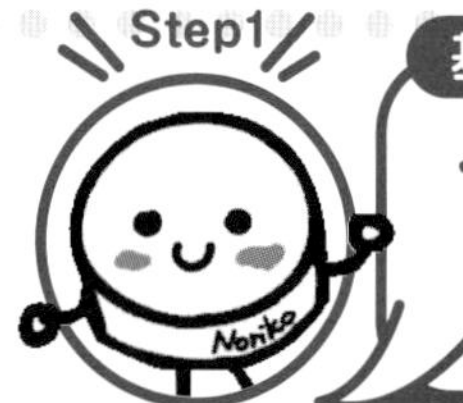

基本の必須動詞

1. 基本の必須動詞とは (have, take, apply)

上達のポイントは「動詞」の使い方！

限定された動詞を使えば，
ハードルが一気に下がります！

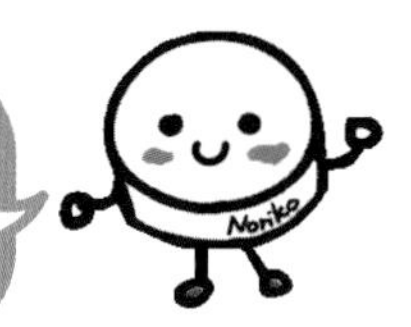

ビギナーさんが医療英語を難しいと感じるのは，医療用語(名詞)になじみのない単語が多く，「覚えるのが大変だ！」と思われるからかもしれません。それは確かにそのとおりで，ある程度の名詞を覚えないとどうしても表現しきれないこともあります。そのため，必要な名詞は頑張って覚えるしかないのですが，ここに動詞が加わると難易度が一気に上がります。

そのわけは，動詞は主語や時制などによって形がどんどん変化するためです。ただでさえなじみのない単語を使うのに，その都度変化してしまうと混乱してしまいますよね。名詞は知っているのに，動詞が出て来ないせいで使えないということにもなりかねません。

でも，**もし動詞が限定されていて，ほとんど形が変化しない場合，名詞さえ知っていれば一気にハードルが下がります。**機械的に組み合わせて使うだけです。公式を覚えてしまえば応用が利くのと同じですね。

ここでは，必要最小限の名詞は覚え，動詞は限定して使用することで“あまり考えずにある程度の表現ができるようになる”，”自然と口から英語が出てくる”ということを目指していきます。

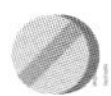ビギナーさんがマスターすべき必須動詞3選

“have” “take” “apply”

ビギナーさんはまずこの3つの動詞を使えるようにしましょう。

日本語に引っ張られずに，機械的にこれらの動詞を使うことで，あとは名詞を選べばかなりのフレーズが作れるようになります。

1．have（疾患／症状がある）

風邪を「**ひく**」。頭痛が「**する**」。この場合，どんな動詞を使ったらよいでしょうか。

実は症状や疾患が「ある」と言いたい場合の表現は**バリエーションの多い日本語とは異なり，英語ではすべてたった一つの動詞で表すことができます。**

それが **“have”** です。

“have” は万能で，次の例のように，日本語ではさまざまな動詞を使っていても英語ではすべて “have” で表現することができます。

“have”の使用例（疾患が「ある」）	
風邪をひきました。	I **have** a cold.
糖尿病です。	I **have** diabetes.
喘息があります。	I **have** asthma.
片頭痛持ちです。	I **have** migraine.
腰痛なんです。	I **have** back pain.
てんかんがあります。	I **have** epilepsy.
四十肩で…。	I **have** frozen shoulder.

“have”の使用例（症状が「ある」）	
熱があります。	I **have** a fever.
咳が出ます。	I **have** a cough.
頭痛がします。	I **have** a headache.
胃が痛いんです。	I **have** a stomachache.
めまいがします。	I **have** dizziness.
足がつりました。	I **have** a leg cramp.
息苦しいです。	I **have** difficulty breathing.

このようにこれらの動詞はすべて “**have**” でOKです！

2．take（薬を服用する）

“**take**” は「薬を服用する」（飲む，吸入するなど）と言いたいときに使える基本の動詞です（主に口から摂取する薬で使用します）。

錠剤，カプセル剤，液剤，吸入剤など，どれも “take” で「摂取する」と表現できます。

“take”の使用例	
錠剤を服用します。	I **take** tablets.
カプセル剤を服用します。	I **take** capsules.
液剤を服用します。	I **take** liquid medicine.
（吸入薬を）1回吸入します。	I **take** a puff.

3．apply（外用薬を使用する）

“**apply**” は，例えば，「湿布を貼る」「軟膏を塗る」「目薬をさす」などで使える基本の動詞です（主に外用薬で使用します）。

“apply”の使用例

湿布剤を貼ります。	I **apply** patches.
軟膏を塗ります。	I **apply** ointment.
目薬をさします。	I **apply** eye drops.

“apply” 以外の言葉が必要となることもありますが，“apply” を使うことは特に多いので，まずはこの単語の使い方に慣れましょう。

では，具体的な使い方を
確認していきましょう！

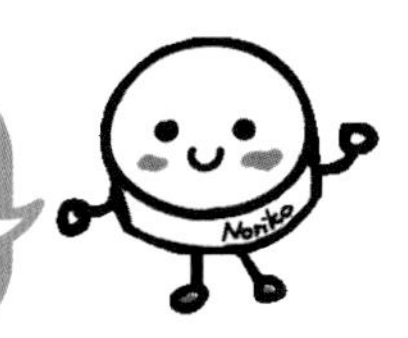

2. haveを極めよう①

私は○○という疾患を患っています

「私はインフルエンザ」ですと言いたい…。

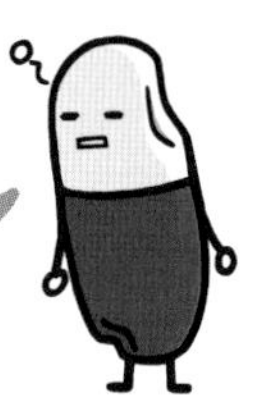

I am influenza.

インフルエンザは英語で "influenza" または "flu" ですが，「私はインフルエンザです」をそのまま英語にして

"I am influenza."

としてしまいがちです。

でもそれでは「**自分自身がインフルエンザの病原菌（ウイルス）である**」という意味になってしまいます。

正しい一番シンプルな言い方はこちら

I **have** the flu.

つまり，「私は○○という病気（疾患）を**持っています**」となります（インフルエンザは短縮系の "flu" を使うことが多いです）。

というわけで，病気を患っているときは基本的には「**have＋疾患名**」で表現しましょう。

ところで，日本語では「風邪をひく」という言い方をしますが，英語では "I catch a cold. "が一般的です。

この場合，「風邪」だから “catch” が使えるのですが，他の疾患になった場合必ずしも “catch” が使えるとはかぎりません。

一方，“have” は基本的にどの疾患にも使えます。つまり，疾患ごとに最適の動詞を考える必要がなくなるわけです。

また，「インフルエンザウイルスに感染しました」は，“I have been infected with the influenza virus.” と表現することもできますが，同じことを言っているのに先ほどのフレーズと比べるとかなり難易度が上がってしまいます。

この本の特徴は，とにかく簡単に，シンプルな表現を使うことです。直訳しなくても伝わればいいのでシンプルに表現していきましょう。

疾患がある

「私は○○という疾患を患っています」
(日本語に惑わされず，すべてhaveで言ってみましょう)

have 疾患名

①(1-1-2je)

①(1-1-2)

❶ 風邪をひきました。
I **have** a cold.

❷ 高血圧です。
I **have** high blood pressure.

❸ 痛風持ちです。
I **have** gout.

❹ 喘息です。

I **have** asthma.

❺ 緑内障があります。

I **have** glaucoma.

❻ 糖尿病なんです。

I **have** diabetes.

❼ 慢性腎臓病を患っています。

I **have** chronic kidney disease（CKD）.

「痛風持ちです」「喘息持ちです」
などとも言いますよね。
こう見るとhaveを使うのも納得ですね！

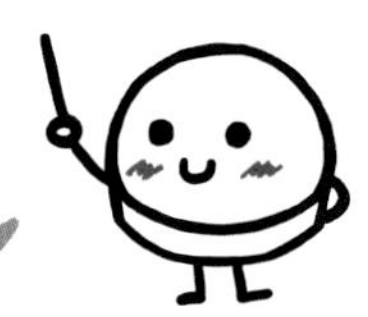

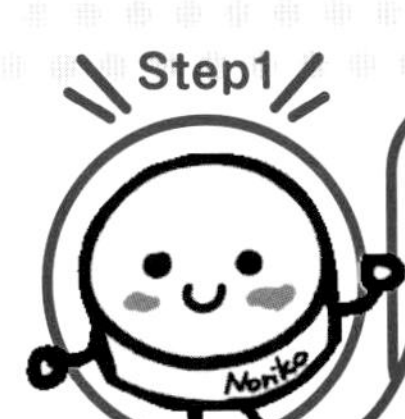

基本の必須動詞

3. haveを極めよう②

「私は○○という症状が出ています」の表現

症状の場合は色々な動詞を使い分けるから
全部覚えるのは大変そうだな

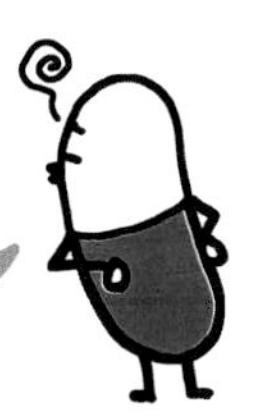

実は症状を表現するときも，疾患と同じで，**“have＋症状（名詞）”** で表現できます。

「頭痛がする」「咳が出る」「○○が痛い」「足がつった」「息苦しい」…。
日本語では，さまざまな動詞を使い分ける必要がありますが，英語では動詞はほぼ “have” で大丈夫！ **“have” の後に症状を名詞で付け足す**だけで表現できます。

ただし，疾患名（名詞）を当てはめるだけの表現とは異なり，症状は形容詞を使うことも多いため，その場合は" have" で表せないことがあります。

形容詞を使ったほうが自然に聞こえる場合もありますが，ここは**あえてhaveを使った言い方に限定して表現**してみましょう。

症状がある

私は○○という症状が出ています。
（日本語に惑わされず，すべてhaveで言ってみましょう）

have 症状（名詞）

日本語▶英語 
②（1-1-3je）

英語のみ 
②（1-1-3）

❶ 頭痛がします。
I **have** a headache.

❷ 咳が出ます。
I **have** a cough.

❸ 胸が痛いです（胸痛があります）。
I **have** chest pain.

❹ 足がつりました。
I **have** a leg cramp.

❺ 息苦しいです。
I **have** difficulty breathing.

疾患も症状も名詞で単語さえ覚えれば
haveだけで表現できますね！
まずは必須単語（名詞）を覚えましょう！

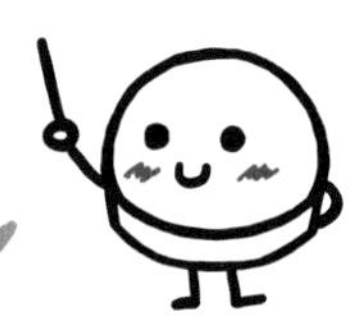

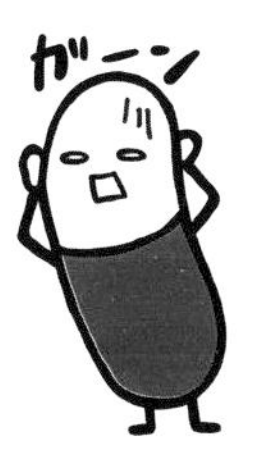

でも単語（名詞）が難しいから無理…

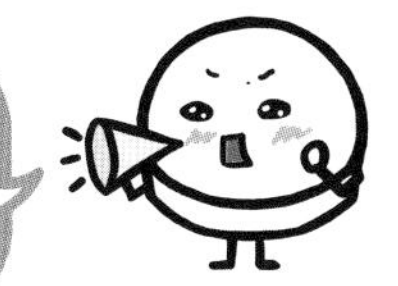

ここは諦めて覚えるところです。
大丈夫！　単語も慣れです！

いま覚えていないのは，ただ単にその単語に出会った回数が少ないからです。扱ったことのない薬の名前は覚えられないのと同じです。

なぜ症状を名詞で覚えたほうがいい？

先ほどから「名詞で覚えましょう」と繰り返していますが，せっかくだから表現を増やしたい！　より自然な表現も覚えたい！　と思うかもしれません。その場合，形容詞を使ったほうがより自然な場合もあります。

では，なぜ名詞を覚えるほうがいいのでしょうか？

名詞を使うメリットを一言で表すと…

すべて名詞を使えば機械的に表すことができ，ハードルが下がるから

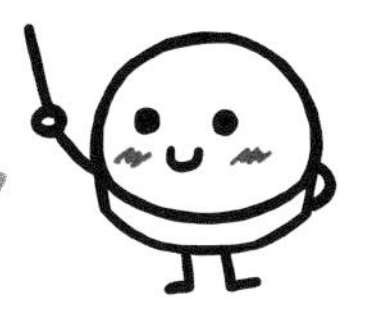

症状を名詞で覚えるメリット①「動詞の変化が少ない」

ではどのようにハードルが下がるのか，具体的に例を見てみましょう。

例えば，

「私は**眠い**です」 ➡ "I'm sleepy." "I feel sleepy."

これは**形容詞**の "sleepy" を使っています。

形容詞の前につける動詞もバリエーション豊かに表現でき，症状を表すときは，"**be**" "**feel**" "**get**" "**become**" などを使うことが多いです。ここで厄介なのは，これらの動詞はどれも変化が不規則なものばかりなのです。

原形	過去形	過去分詞形
be (is/am/are)	was/were	been
feel	felt	felt
get	got	gotten/got
become	became	become

確かにこりゃ大変だ！…と思わなかった方は次の例を見てみてください。

"I am sleepy." "I feel sleepy." は英語が苦手でも自然に出てくるフレーズですね。

では，ここで主語や時制を変えて，疑問文も作っていきましょう。これらが変わると動詞もどんどん変化していきます。

私は眠気があります ➡ I **am** sleepy. ／ I **feel** sleepy.
彼は眠気があります ➡ He **is** sleepy. ／ He **feels** sleepy.
彼は眠気がありますか？ ➡ **Is** he sleepy? ／ **Does** he **feel** sleepy?
あなたは眠気がありましたか？ ➡ **Were** you sleepy? ／ **Did** you **feel** sleepy?

母は眠気が出ていました。（それぞれの動詞を過去形で） ➡

My mother **was** sleepy. ／ My mother **felt** sleepy.

My mother **became** sleepy. ／ My mother **got** sleepy.

これでもごく一部ですが，動詞の変化が多くて面倒くさくなってきましたね…。ただでさえなじみのない単語を使うのに，動詞の変化も考えなくてはいけません。さらに**過去分詞**も使う必要が出てきたら…

ビギナーさんはこの動詞の変化がとても苦手だと思います。母国語が英語の方は何も考えずにこれらの使い分けができますが，非母国語の場合，英語が得意な方でもよくこの変化を間違います。

それを症状ごとに使い分けていたら，ビギナーさんの場合，「単語は覚えていても変化を考えてから話す」というとても面倒な作業が必要になり，ハードルが上がってしまいます。

ここでもし，先ほど出てきた“**have**＋**名詞**”を使うようにしたらどうでしょう？ “sleepy”ではなく，副作用っぽく“drowsy”の名詞を使ってみましょう。「眠気（名詞）」は“drowsiness”なので，シンプルなフレーズは

“I **have** drowsiness.”

となります。では，主語と時制を変えて，さらに質問文も作ってみましょう。

“He **has** drowsiness.”

“**Does** he **have** drowsiness?”

“He **had** drowsiness.”

“**Do** you **have** drowsiness?”

“**Did** she **have** drowsiness?”

なんだよ！　変化してるじゃん！

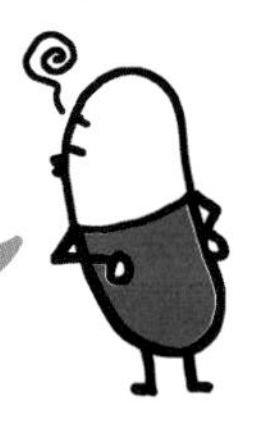

もちろん, 変化します。でもこの程度です。**義務教育で使い慣れた “have” の変化だけ考えればいい**のです。そして，動詞に “feel” を使うか “become” を使うかなど考える必要もありません。すべて “have” でOKです。

症状は圧倒的にhaveを使って表現することが多いので，例外的な形容詞の表現をカッコよく覚えるよりも

「すべてhaveの後に名詞をくっつけるだけ」

と覚えたほうが余計なことを考えなくていいので断然楽になります。多くのフレーズを使っているとその “ラクさ” がわかります。

症状を名詞で覚えるメリット②「出だしを統一できる」

薬剤師が患者さんに症状を確認するシーンや副作用である症状を説明するシーンを考えてみましょう。

「〇〇の症状がありますか？」
「〇〇の症状が出るかもしれません。」
名　詞：have ＋ 名詞
形容詞：be ＋ 形容詞　または　動詞（feel等）＋ 形容詞

それぞれで，詳しく部位なども入れてフレーズを作ってみましょう。特に部位も入るとさらにややこしくなるのがわかります。部位を入れた場合，主語がその部位になることも多いため，ビギナーさんは混乱しがちです。他にも表現方法はたくさんありますが，以下に例を挙げてみます。

「ふらつきがありますか？」

名　詞：**Do you have** dizziness?

形容詞：Are you dizzy?／Do you feel dizzy?

「右腕にかゆみがありますか？（症状＋部位）」

名　詞：**Do you have** itchiness in your right arm?

形容詞：Is your right arm itchy?

「足にしびれを感じますか？（症状＋部位）」

名　詞：**Do you have** numbness in your legs?

形容詞：Are your legs numb?

「吐き気を感じるかもしれません。（副作用の注意喚起）」

名　詞：**You may have** nausea.

形容詞：You may feel nauseous.

「眠くなるかもしれません。（副作用の注意喚起）」

名　詞：**You may have** drowsiness.

形容詞：You may get drowsy.／You may feel drowsy.

「便秘になるかもしれません。（副作用の注意喚起）」

名　詞：**You may have** constipation.

形容詞：You may become constipated.

「下痢になるかもしれません。」

名　詞：**You may have** diarrhea.

形容詞：You may experience diarrheal symptoms.

「have＋名詞」のほうは出だしがすべて統一されているのがわかりますね！

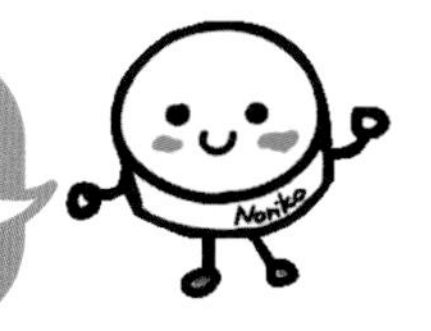

出だしがいつも同じというのは，外国語を使うときにハードルが下がるポイントとなります。一見，文章が長いほうが難しそうですが，実際は長さよりも構造が簡単，または統一しているほうが難易度は下がります。

また，形容詞で表現するのが難しい症状もあるため，結局名詞を使った表現に統一したほうが形容詞も覚えてバリエーション豊かに表現するより簡単で無駄がありません。というわけで，いったん形容詞は忘れて，名詞を覚えてしまいましょう！

＼Tip!／

"Do you feel ～"の使い方に慣れているかもしれませんが，"Are you feeling dizzy ？""Are you feeling your heart palpitating?"などの言い方にすると，こなれた感じが出ます。本書ではわかりやすいようにあえて"Do you have ～"の表現を使用していますが，より表現の幅を広げたい方はこのような形容詞を使った表現も取り入れてみてください

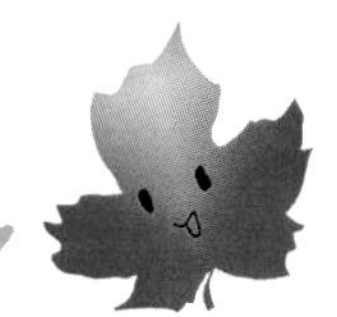

形容詞 前につく動詞 be, feel, get, become など		名詞 前につく動詞をhaveに統一できる	
眠い	drowsy	眠気	drowsiness
ふらついた	dizzy	ふらつき	dizziness
かゆい	itchy	かゆみ	itchiness/itching
疲れた	tired	疲れ	tiredness
具合の悪い	sick	病気／吐き気など	sickness
しびれた	numb	しびれ	numbness
落ち着かない	restless	落ち着きのなさ	restlessness
こわばった	stiff	こり	stiffness
声の枯れた	hoarse	声枯れ（嗄声）	hoarseness
吐き気がする	nauseous	吐き気	nausea
怪我をした	injured	怪我	injury
落ち込んだ	depressed	うつ病，落ち込み	depression
イライラした	irritable	イライラ感	irritability
不安な	anxious	不安	anxiety
便秘をした	constipated	便秘	constipation

Step1

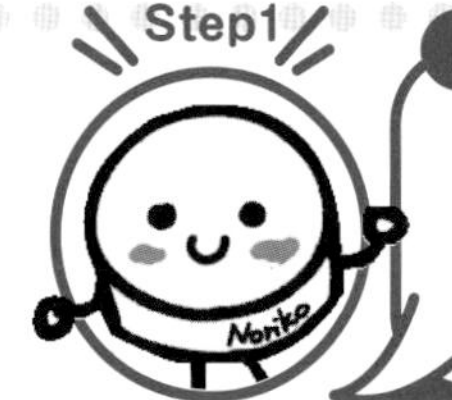

基本の必須動詞

4. takeを極めよう

薬を服用してください

「服用する」って何て言えばいい？
「飲む」だから “drink”…？

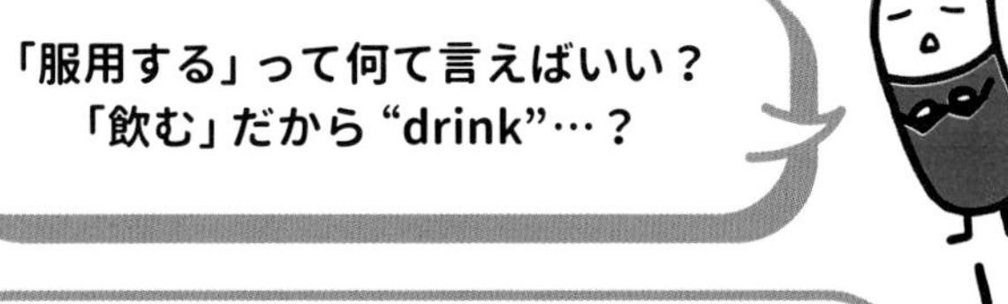

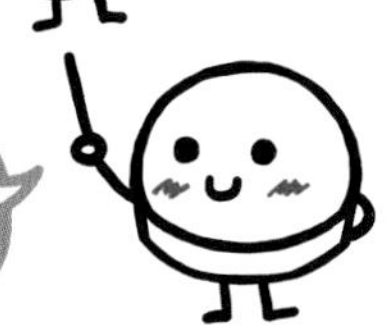

「薬を服用する」は “take” を使います！

“take” というと「取る」というイメージですが，これで「**薬を服用する**」という意味になります。「摂取する」と考えると納得ですね。

「口から飲み込む」，つまり「内服で使う」だけでなく，「**吸入する**」「**注射する**」のほか，一部の外用薬にも使えます。

また，“take” は「薬を摂取する」の他にも「**検査をする**」という表現でもよく使います。検査には “have” も使いますが，特に画像を「**撮る**」場合や数値を「**測る**」場合は “take” を使います。

「写真を撮る＝take a picture」を
思い浮かべるとわかりやすいですね

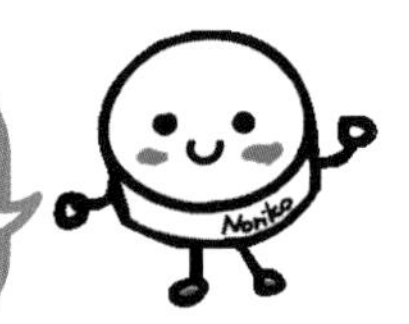

服用する/検査する

すべて “**take**” を使って言ってみましょう！

take ○○（薬）

③(1-1-4je)

英語のみ

③(1-1-4)

❶ 1錠服用してください。
Take 1 tablet.

❷ 2カプセル服用してください。
Take 2 capsules.

❸ 2回吸入してください。
Take 2 puffs.

❹ 3単位注射してください。
Take 3 units.

❺ 熱を測ってください。
Take your temperature.

“take” は服薬指導で必須の動詞です。
「何をいつ，いくつ服用するか」だけ
変えれば，ほとんどの内用薬（一部外用薬）の
服薬指導ができるようになります

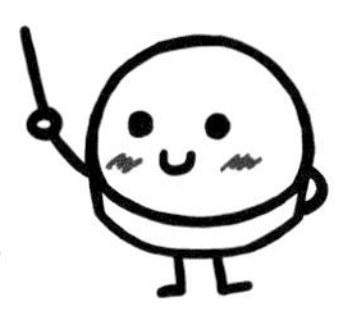

5. applyを極めよう

薬を使用してください

外用薬は貼る，塗る，(目薬を) さす…
いろいろな動詞の使い分けは難しそう

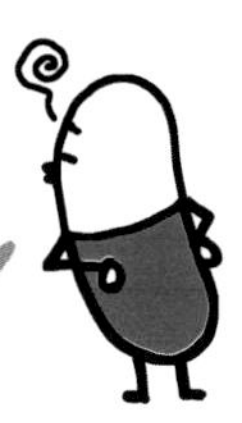

「外用薬を使用する」は基本的には“**apply**”を使ってみましょう。外用薬は「どこどこに使用する」と場所を指定するので「**apply 薬 to 場所**」のように“**to**”とセットで使うことが多いです。

受験英語では，“apply”のことを，「申し込む」「適応する」などで覚えたかと思いますが，医療では「**手当てをする**」という場面で使います。

というわけで，手を当てられるような使用方法で使うと考えるとわかりやすいです。そのため「坐剤を挿入する」の場合はあまり使いません。ただ，目薬には“apply”が使えます。

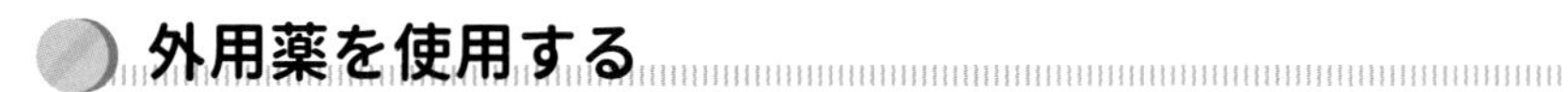

外用薬を使用する

すべて "**apply**" を使って言ってみましょう！

apply 薬 to 場所

日本語▶英語

④(1-1-5je)

英語のみ

④(1-1-5)

❶ この軟膏を指に塗ってください。
Apply this ointment **to** your finger.

❷ この貼り薬を腰に貼ってください。
Apply this patch **to** your back.

❸ 右目に1滴さしてください。
Apply 1 drop **to** your right eye.

"apply" 以外の動詞については
第2章で取り上げます

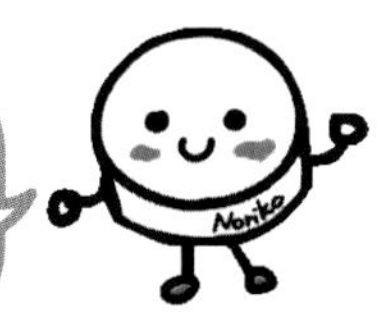

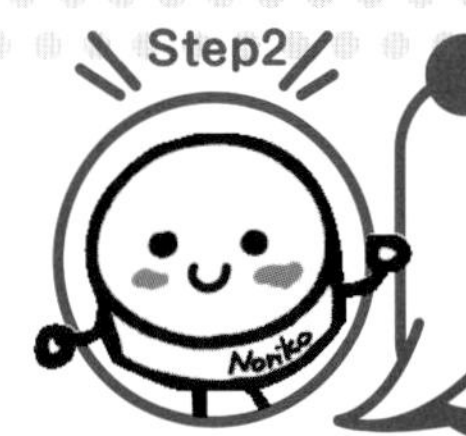

基本の用法用量（内用薬）

1. 用法タイミング（内用薬）

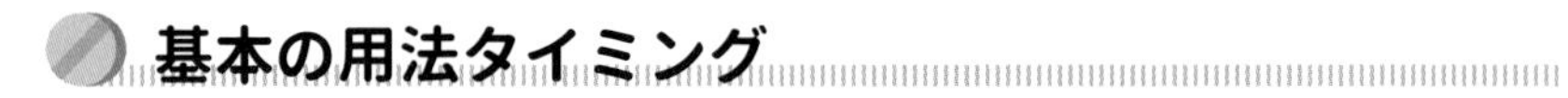

基本の用法タイミング

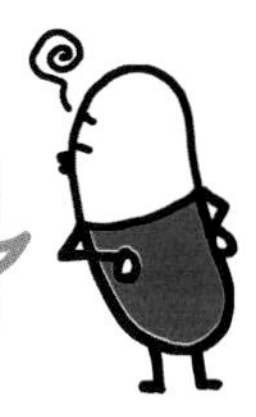

薬って服用タイミングがいろいろあるから
説明が難しそうだな…

特殊な用法以外はそんなに多くはありません。ここではマストな用法のみ覚えましょう！

毎食前	**before each meal** ／ before meals
毎食後	**after each meal** ／ after meals
朝食前・朝食後	before breakfast・after breakfast
昼食前・昼食後	before lunch・after lunch
夕食前・夕食後	before dinner・after dinner
寝る前	**before bed** ／ before bedtime ／ at bedtime
直前	right before ～
直後	right after ～
起床時（起きてすぐ）	**right after waking up in the morning** ／ first thing in the morning
食間	between meals

※本書では**太字**の表現で統一しています。

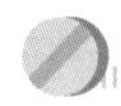

基本の回数表現

「1日○回」という回数の表現です。基本は1日1 ～ 3回程度だと思いますが，3回以上はすべて同じ言い方でOKです。

1日1回	once a day
1日2回	twice a day（two times a day）
1日3回	3 times a day
1日4回	4 times a day
1日○回	○ times a day

不均等の場合や特殊な場合については後半で学びます。とりあえずこれだけ言えれば大体の用法は表現できます

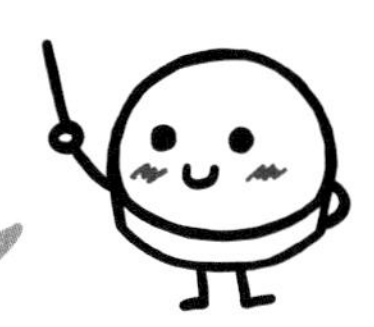

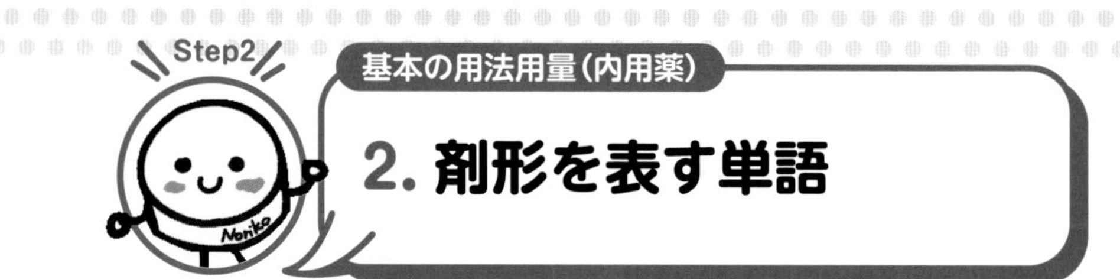

2. 剤形を表す単語

内用薬の剤形

ここでは内用薬の剤形を学びます。最近は新しい剤形なども増えたので覚えるのが大変ですね。まず基本的な剤形について学びましょう

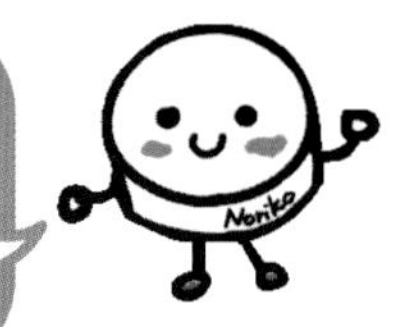

基本的な内用薬の剤形	
錠剤	tablet
カプセル剤	capsule
粉薬	powder
水剤	liquid
シロップ剤	syrup
ゼリー	jelly
内用フィルム	sheet
分包品	packet

あれ？　粉薬や錠剤ってもっと
細かい分類あったよね？

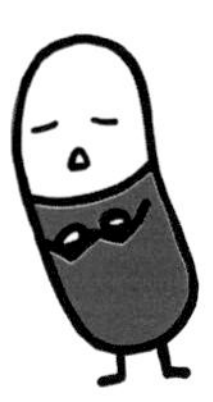

粉薬には，厳密にいうと，細粒，懸濁用散剤，ドライシロップなどさまざまなタイプがあります。錠剤にもチュアブル錠，OD錠，舌下錠，バッカル錠などがあります。カプセル剤には軟カプセルなんかもありますね。

とはいっても，正式な剤形名をわざわざ使い分けても患者さんはよくわかりません。正式な名称で伝えるよりも，その剤形の特徴を説明したほうがわかりやすいです。

患者さんになじみのない単語を頑張って覚えるより，まず粉薬は “powder”，錠剤は” tablet “で表現して服用方法の説明ができるようにしていきましょう。

それぞれの剤形による服用方法については第2章で取り上げます。

その他の内用薬の剤形	
顆粒	granule
細粒	fine granule
懸濁用散剤	powder for suspension
ドライシロップ	dry syrup
チュアブル錠	chewable tablet
OD錠	orally disintegrating tablet （一般的には“dissolving tablet”のほうが伝わりやすい）
舌下錠	sublingual tablet
バッカル錠	buccal tablet
軟カプセル	softgel capsule

一応覚えとこっと

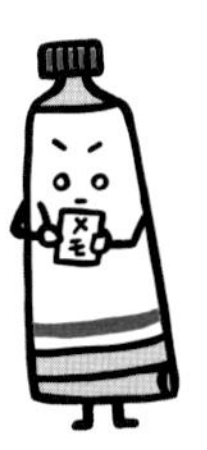

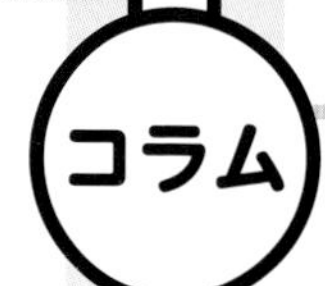

“pill”の表現

医療英単語として，「pill＝丸薬」と表す教材が多いですが，海外の方は “pill” が丸薬で，“tablet” は錠剤という使い分けの認識はあまりありません。正確にはそうなのでしょうが，現場でわざわざ使い分ける必要はありません。

日本でも錠剤を割る器具を「ピルカッター」といいますよね。そもそもいまは丸薬自体あまり見かけませんし，あえてこだわって使い分ける必要はありません。

また，“pill” だけで経口避妊薬という意味で使われることもあります。日本でも「ピル」「低用量ピル」「アフターピル」などの使われ方をしますね。

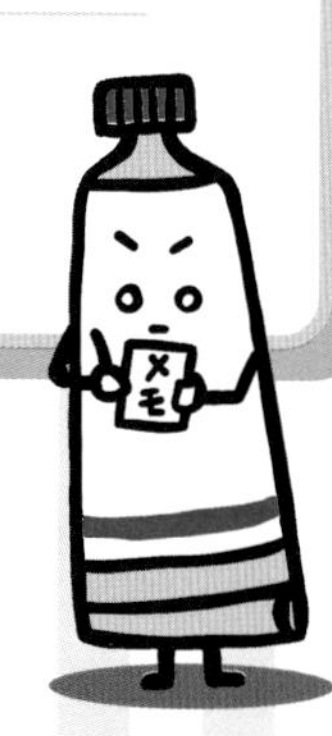

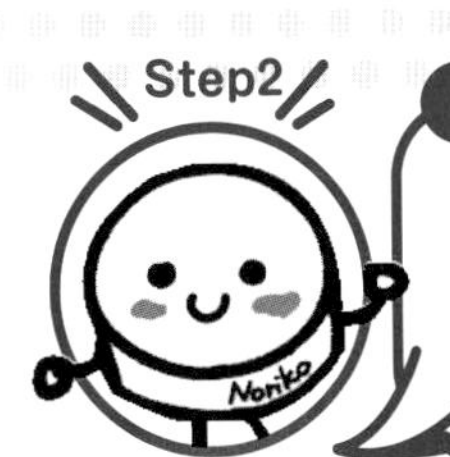

基本の用法用量（内用薬）

3. 用法用量実践①1日1回

「1日1回」を説明しよう

では，タイミングと回数，剤形を学んだところで，
早速，基本の用法用量を表現してみましょう

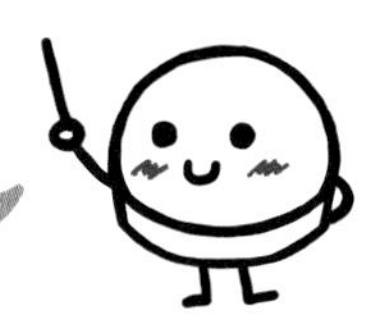

「1日1回」はとてもシンプルなので，まずはここで用法用量の流れに慣れましょう。**順番は基本的にいつも同じ並びに統一します。**特殊な場合以外はすべて統一することで悩むことなくスラスラ言えるようになります。

また，内用薬なので動詞は “take” を使います。つまり錠数，剤形，回数，タイミングは異なってもいつもこのような並びで言うように統一します。

take ⇨ 数 ⇨ 剤形 ⇨ 回数 ⇨ タイミング.

1日1回の場合は

take ⇨ 数 ⇨ 剤形 ⇨ **once a day** ⇨ タイミング.

になりますね。

では具体的に練習してみましょう。

「1日1回」の伝え方

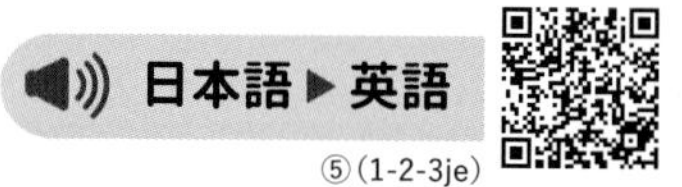

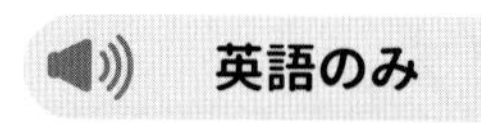

❶ 1回1錠，1日1回，朝食後に服用してください。
Take 1 tablet **once a day** after breakfast.

❷ 1回1カプセル，1日1回，昼食後に服用してください。
Take 1 capsule **once a day** after lunch.

❸ 1回2錠，1日1回，夕食後に服用してください。
Take 2 tablets **once a day** after dinner.

❹ 1回1枚，1日1回，朝食後に服用してください。（ODフィルム）
Take 1 sheet **once a day** after breakfast.

❺ 1回1包，1日1回，寝る前に服用してください。（分包品）
Take 1 packet **once a day** before bed.

❻ 1回1錠，1日1回，朝食前に服用してください。
Take 1 tablet **once a day** before breakfast.

❼ 1回2錠，1日1回，夕食前に服用してください。
Take 2 tablets **once a day** before dinner.

❽ 1回1カプセル，1日1回，朝食直後に服用してください。
Take 1 capsule **once a day** right after breakfast.

❾ 1回2包，1日1回，夕食直後に服用してください。
Take 2 packets **once a day** right after dinner.

⑩ 1回3錠，1日1回，朝食直前に服用してください。
Take 3 tablets **once a day** right before breakfast.

⑪ 1回1錠，1日1回，夕食直前に服用してください。
Take 1 tablet **once a day** right before dinner.

⑫ 1回1錠，1日1回，寝る直前に服用してください。
Take 1 tablet **once a day** right before bed.

⑬ 1回半錠，1日1回，昼食後に服用してください。
Take half a tablet **once a day** after lunch.

⑭ 1回3.5錠，1日1回，朝食後に服用してください。
Take 3 and a half tablets **once a day** after breakfast.

⑮ 1回1錠，1日1回，起床時に服用してください。
Take 1 tablet **once a day** right after waking up in the morning.

＼Tip!／

1日1回を表す“once a day”は“daily”と言い換えることができます。どちらも同じ意味ですが，両方使えるように頭に入れておくとよいでしょう

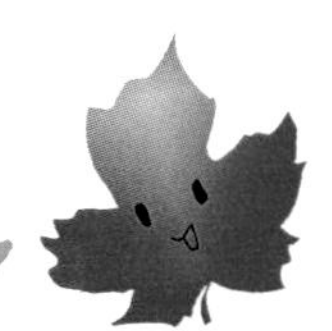

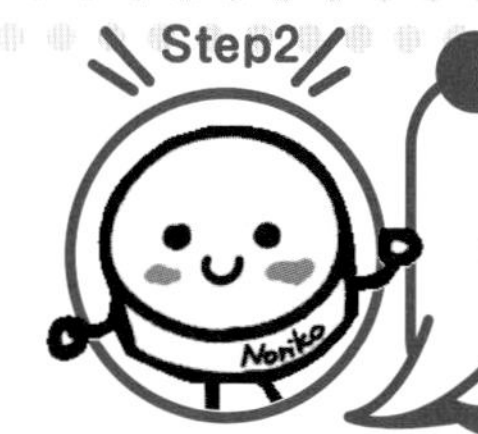

基本の用法用量（内用薬）

4. 用法用量実践②1日2回

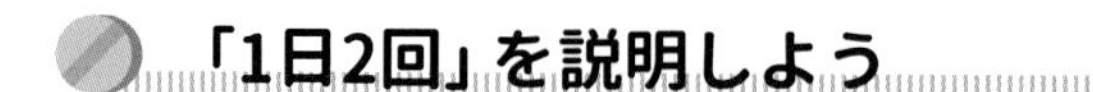

「1日2回」を説明しよう

1日1回の表現はばっちりですか？
では次に「1日2回」の練習です。なんてことはありません，“once a day”を “twice a day” に変えるだけです

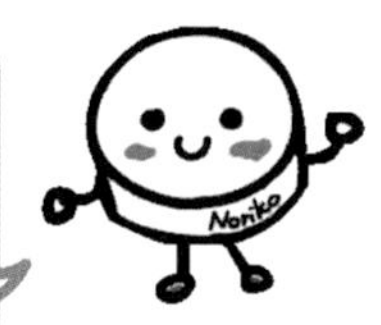

順番は1日1回のときと同じです。

take ⇨ 数 ⇨ 剤形 ⇨ **twice a day** ⇨ タイミング.

となります。

1日2回の伝え方

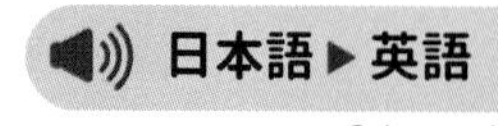

⑥（1-2-4je）

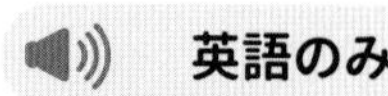

⑥（1-2-4）

❶ 1回1錠，1日2回，朝夕の食後に服用してください。
Take 1 tablet **twice a day** after breakfast and dinner.

❷ 1回1カプセル，1日2回，朝昼の食後に服用してください。
Take 1 capsule **twice a day** after breakfast and lunch.

❸ 1回1錠，1日2回，朝食後と寝る前に服用してください。
Take 1 tablet **twice a day** after breakfast and before bed.

❹ 1回1カップ，1日2回，朝夕の食後に服用してください。(経口ゼリー)
Take 1 cup **twice a day** after breakfast and dinner.

❺ 1回1包，1日2回，朝夕の食前に服用してください。
Take 1 packet **twice a day** before breakfast and dinner.

❻ 1回2錠，1日2回，朝食前と寝る前に服用してください。
Take 2 tablets **twice a day** before breakfast and before bed.

❼ 1回3錠，1日2回，朝夕の食直前に服用してください。
Take 3 tablets **twice a day** right before breakfast and dinner.

❽ 1回1包，1日2回，朝夕の食直後に服用してください。
Take 1 packet **twice a day** right after breakfast and dinner.

❾ 1回2カプセル，1日2回，朝昼の食直後に服用してください。
Take 2 capsules **twice a day** right after breakfast and lunch.

❿ 1回1.5錠，1日2回，朝夕の食後に服用してください。
Take 1 and a half tablets **twice a day** after breakfast and dinner.

\Tip!/

1日1回は“daily”でしたが，1日2回だと“twice daily”と言い換えられます。3回以上は“daily”は使わず，“数字 times a day”となります。使い慣れない方は“数字 times a day”で統一したほうが間違いを防げるかもしれません

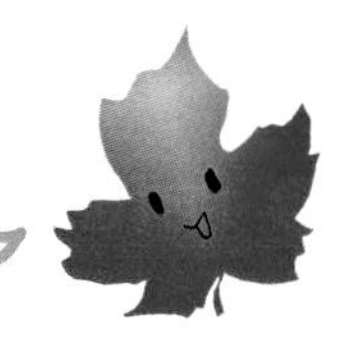

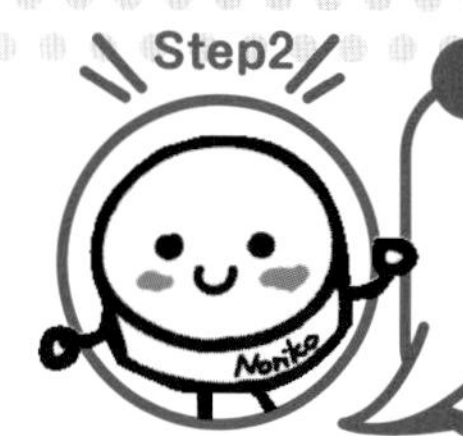

基本の用法用量（内用薬）

5. 用法用量実践③1日3回

「1日3回」を説明しよう

では，いわゆる「毎食後」で伝えることが
多い“1日3回”の練習です

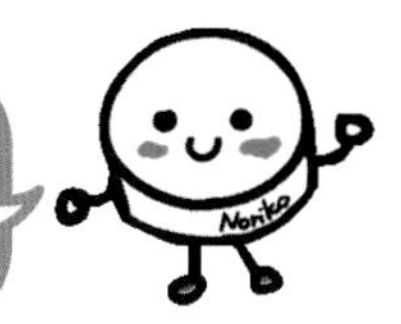

言い方はこれまでと同様に，以下のようになります。

take ⇨ 数 ⇨ 剤形 ⇨ **3 times a day** ⇨ タイミング.

「1日3回」の伝え方

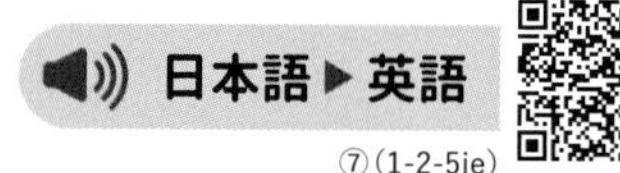

⑦ (1-2-5je)

英語のみ

⑦ (1-2-5)

❶ 1回1錠，1日3回，毎食後服用してください。
Take 1 tablet **3 times a day** after each meal.

❷ 1回2カプセル，1日3回，毎食後服用してください。
Take 2 capsules **3 times a day** after each meal.

❸ 1回1包，1日3回，毎食前に服用してください。
Take 1 packet **3 times a day** before each meal.

❹ 1回2錠，1日3回，毎食前に服用してください。
Take 2 tablets **3 times a day** before each meal.

❺ 1回1錠，1日3回，毎食直前に服用してください。
Take 1 tablet **3 times a day** right before each meal.

❻ 1回2包，1日3回，毎食直後に服用してください。
Take 2 packets **3 times a day** right after each meal.

❼ 1回1錠，1日3回，朝昼の食後，寝る前に服用してください。
Take 1 tablet **3 times a day** after breakfast, lunch, and before bed.

❽ 1回0.5錠，1日3回，毎食後服用してください。
Take half a tablet **3 times a day** after each meal.

❾ 1回4分の１錠を1日3回，毎食後服用してください。
Take a quarter tablet **3 times a day** after each meal.

❿ 1回1包，1日3回 食間に服用してください。
Take 1 packet **3 times a day** between meals.

特殊な薬剤の用法（「食事とともに」）について

食事の影響が強く，食事と一緒に摂取することが必要な薬はたいていの場合，食直前または食直後の用法になっていますが，食事中に服用を完了させる「食事とともに」という用法の薬もいくつかあります（アルベンダゾール，β-ガラクトシダーゼ，一部の抗HIV薬など）。

滅多にないため例文には取り上げませんが，その場合，" with meals" のように" with" を使った表現が使われます。

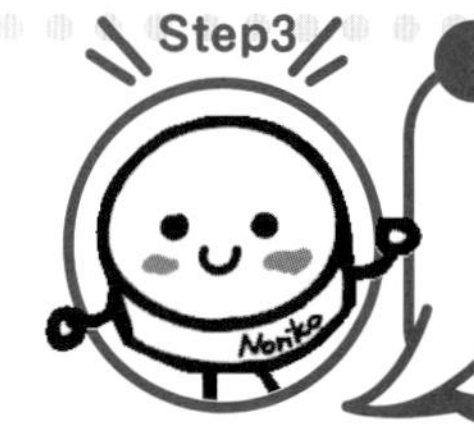

基本の用法用量（外用薬）

1. 用法タイミング（外用薬）

基本の用法タイミング

タイミングは内用薬と同じものも使えますが，外用薬の場合は食事とは関係ないことが多く，また動作に関係したタイミングがあるので確認しておきましょう

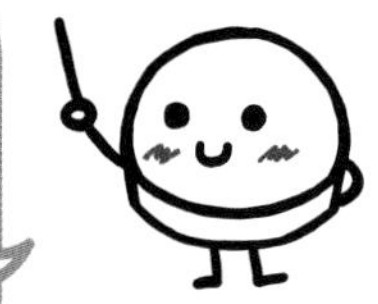

1日数回（特に決まった時間がない場合）	a few times a day
朝（ざっくり朝，午前中に）	in the morning
午後（ざっくり午後～夕方）	in the afternoon
午後（ざっくり夕方～夜間）	in the evening
夜（ざっくり夜間）	at night
○○（動作）の前／後	before/after doing ○○*
着替えのタイミングで	when changing clothes

＊よく使う動作前後のタイミングの例

お風呂（シャワー）の前／後 ➡ before/after taking a bath (a shower)

洗顔の前／後 ➡ before/after washing the face

トイレを済ませたあと ➡ after using the toilet

…さらに具体的に

排便後 ➡ after using the toilet for a bowel movement

排尿後 ➡ after using the toilet for urination

このほか，「特定の症状があるときに」という表現はStep6の3「基本の頻用表現」（102ページ）で学びます。

「トイレ」は米国では“bathroom”を使うことが多く，英国などでは“toilet”を使うことが多いです。地域によって使われる単語に違いがありますが，ここでは日本人にも馴染みのある“toilet”を使用します。もちろん，米国の方にも“toilet”で通じます。“bathroom”と言われたとき，「お風呂」ではなく「トイレ」のことかもしれないということも覚えておくとよいですね！

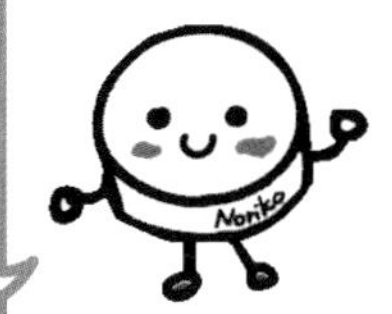

＼Tip!／

英語が得意な方は，“after you’ve taken shower”“after you’ve washed your face”“after you’ve used the toilet”など，“you’ve”も使ってみてください。より自然な表現になります。

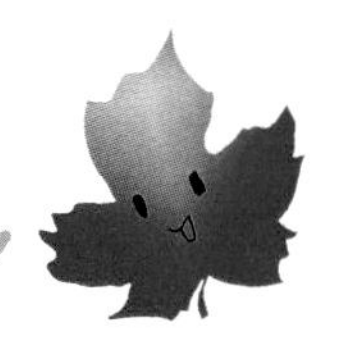

2. 剤形を表す単語

外用薬の剤形を覚えよう

では次は外用薬についてです。内用薬よりも剤形が多いので大変ですが，必須単語だけはしっかり覚えましょう

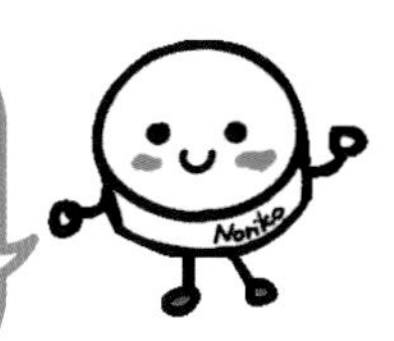

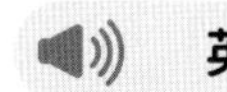
⑧(1-3-2je)

英語のみ

⑧(1-3-2)

外用薬	
軟膏	ointment
クリーム	cream
液	liquid
ローション	lotion
ゲル	gel
点眼薬	eye drops
点耳薬(液)	ear drops
点鼻薬(噴霧剤)	nasal spray
スプレー	spray
吸入剤/吸入器	inhalant/inhaler
注射剤	injection

鎮痛消炎系貼り薬（湿布，テープ，プラスター等）	patch
経費吸収剤（テープ，パッチ）	patch
坐剤	suppository
膣坐剤／膣錠	suppository/vaginal tablet
浣腸	enema
うがい薬	gargle, mouth wash
トローチ	lozenge

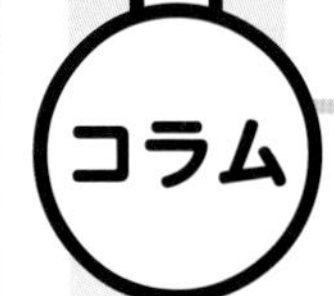

外用薬のあれこれ

①湿布

貼り薬について多くの教材では,「パップ剤」を "compress" または "poultice",「薄手のテープ」を "tape" または "patch" と表現するものが多いですが, 実際にはいわゆる一般的なパップ剤に対して, "compress" や "poultice" を使うことはほとんどなく, これらも "patch" が使われることが多いです。

また, "tape" はスポーツのテーピングに使われるテープや, ネオキシテープ, サージカルテープなどをイメージされるので, 日本で使われる貼り薬のようなものは, "tape" ではイメージされにくいようです。いわゆる貼り薬はすべて "patch" を使ってみましょう。

もし, あえて薄いタイプと水分を含んだパップタイプとで分けて伝えたいときは, パップタイプのことを "gel patch" と言うと伝わりやすいです。

ちなみに, 経皮吸収タイプの貼付剤も一般的には "patch" を使います。専門用語では "transdermal patch" といいますが, 一般的には他の貼付剤と同様に "patch" で問題ありません。鎮痛消炎効果を期待したものは "pain relief patch" と表します。よく冷湿布, 温湿布がありますが, それらは "pain relief cold patch/pain relief heat patch" といいます。

日本の製品名ではパッチ, テープ, パップ, プラスター, 湿布などいろいろな言い方がされますが, 難しく考えずにどれも基本的にはただの "patch" を使って問題ありません。それよりも，粉薬と同じように使い方の説明で特徴を伝えたほうがわかりやすいでしょう。

② “inhalant” と “inhaler”

どちらも吸入器を意味しますが，“inhalant” は器具というよりも薬剤としての意味をもち “inhaler” は主に吸入器具のことを意味します。でも実際はどちらも同じように使われるので，どちらを使っても問題ありません。

派生語として “inhale” は動詞で，吸入するという意味をもち，“inhalation” は名詞で，吸入を意味します。

③トローチ（lozenge）

日本で「医療用トローチ」というと殺菌作用のあるものと，抗菌薬を含む抗菌作用をもつものの2種類がありますね。ただ，一般の方のトローチのイメージは市販薬の影響もあり，ちょっとしたのど飴感覚の方もいれば，鎮咳薬が配合されている “咳止め” と認識している方もいます。

海外でも同じで “lozenge” は “cough drop” “sore throat sweet” “troche” “cough sweet” などさまざまな言い方があり，イメージも医療用とは異なることがあります。そのため，噛み砕かずに最後まで舐める薬であるのは共通ですが，何のための薬であるかは別途説明が必要になります。

④直腸坐剤/膣坐剤

どちらも “suppository” という単語で表せますが，わかりやすく伝えるために

・一般的な直腸坐剤 ➡ rectal suppository

・膣坐剤 ➡ vaginal suppository

という言い方もできます。

とはいえ，腟剤を使うことはあまりないため，一般的な直腸に使う坐剤は “suppository” のみを使用すれば問題ありません。腟剤が出たときに，直腸に使わないように腟用であることを説明すればよいでしょう。錠剤の場合は “vaginal tablet” と使えばわかりやすいですね。

ただ，日本語でも腟剤，腟坐剤は名前だけでは使い方がわかりづらいですし，人前で説明されるのは恥ずかしいと感じることもあるため，口頭でこと細かく説明するよりも，イラストが描かれた日本語の指導箋を見せて，さっと終わらせたほうがいいかもしれません。若い方なら翻訳アプリなどで理解する方も多いでしょう。

それでもわかりにくそうな場合は “how to use vaginal suppository/vaginal tablet” と検索すると，イラスト付きの英語で書かれた指導箋がたくさんみつかります。

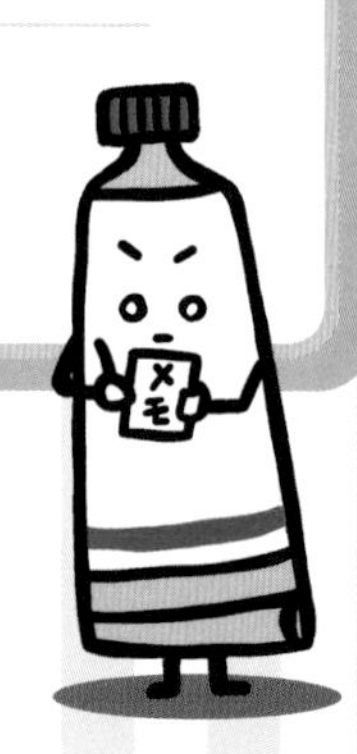

基本の用法用量(外用薬)

3. 基本の動詞の解説

外用薬の動詞を整理

外用薬の動詞についてです。内用薬よりも若干ややこしいので一度整理しましょう!

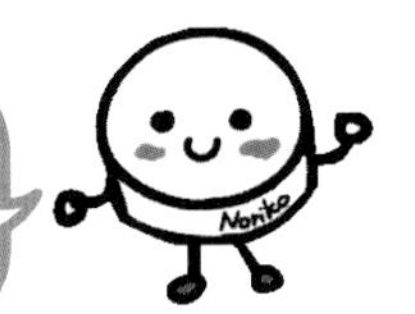

内用薬については，動詞は基本的に **“take”** を使えば問題ないですが，外用薬の場合は，使い方によって動詞を変える必要があります。ただ前述のように，ほとんどの場合は **“apply”** を使えばよいでしょう。

“apply” は手当てをするという意味があるため「手を当てられるような使い方で使用する」でしたね(目薬は例外)。というわけで，塗り薬や，貼り薬，そして目薬など**外用薬のほとんどを占める剤形については “apply” でOK**です。

では，患部に手を当てないような使用方法の場合はどうしたらいいでしょう？　例えば，「**スプレーする**(直接患部に触らない)」，「**挿入する**(これも患部に直接触らない)」。このような場合は，それぞれの動詞があります。

スプレーする ➡ spray
挿入する ➡ insert

どちらも特に難しい単語ではないですし，スプレーに関してはそのままなので “apply” よりも簡単ですね(スプレー剤は “apply the spray” でもOK)。

ところで，インスリンなどの注射剤の場合はどうでしょう？ 「注射する」という動詞は “inject” ですが(「注射」は “injection”)，**一般的に自分で注射**

を打つ場合は，“take”でよいでしょう。もし医師などの視点で，「他人に打つ」という場合は“inject”や“give”を使います。本書では，基本的に自分で打つことを想定して“take”を使います。

もし，**どの動詞を使ったらよいのかわからなくなってしまった場合は“use”を使いましょう**。患者さんは実物を見れば大体の使い方はわかります。「これを1日何回，どこどこに使ってください」と言えばいいのです。もしそれで使い方がわからない場合は，改めて詳しい方法をお伝えすればよいのです。

日本語でも同じように，「痛いところに1日数回使ってみてくださいね」とカジュアルに伝えることもありますよね。

というわけで，基本的にはこれらを使い分ければいいのですが，問題は**「動詞や患部によって前置詞が微妙に変わることがある」**ということです。

“apply”の場合は基本的には場所の前に**“to”**を使いましたが，**“insert”**の場合は**“into”**を使います。つまり，「○○の中へ」挿入するということですね。これは坐剤などで使います。

また，**“spray”**には**“on”**や**“into”**を使います。皮膚などの患部の『**上に**』吹きかけるという感じでは**“on”**，点鼻スプレーのように鼻腔の『**奥に**』スプレーする場合は**“into”**を使います。どれも使い方を考えると前置詞も自然に出てくるのであまり悩まないと思います。

ちなみに，“apply”でも“on”を使ったりしますが，あまりいろいろ覚えると混乱するので，**applyは基本的に“to”を使うように統一してしまいましょう。**

もちろんこの他にも“put on”などさまざまな動詞が使えます。ただ，やはり選択肢が増えれば増えるほど混乱してしまうので，まずは**“apply”“spray”“insert”**の3つをマスターしていきましょう。putの使い方については別にご紹介します。

慣れるには多くの例文に触れるのが一番です。
では，次は実践に入りましょう

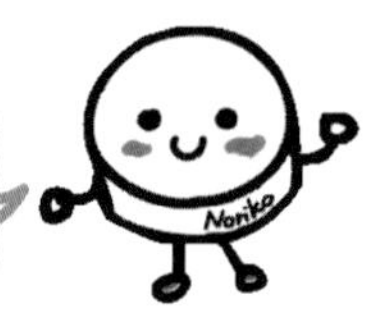

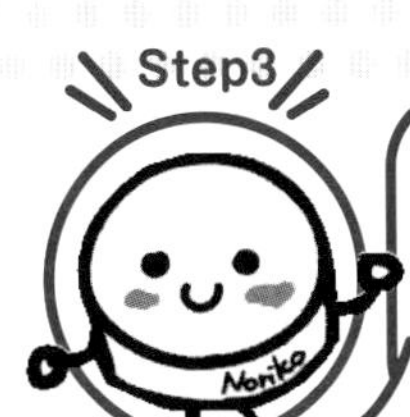

基本の用法用量（外用薬）

4. 用法用量実践

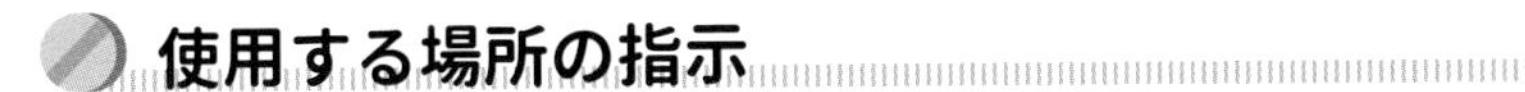

使用する場所の指示

具体的な外用薬の用法用量についてです。
飲み込む内用薬とは異なり，使用する場所の
指示が必要になるのがポイントです

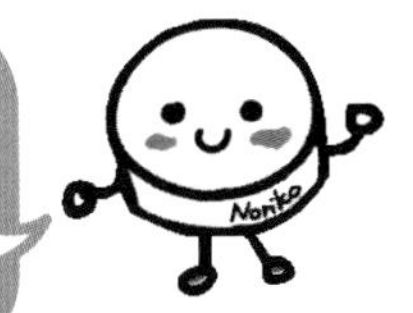

内用薬ではこの順番でした。

take ⇨ 数 ⇨ 剤形 ⇨ 回数 ⇨ タイミング.

例 Take 2 tablets once a day after dinner.
1回2錠，1日1回，夕食後に服用してください。

では，**外用薬**の場合，場所（患部）はどの位置に入れたらいいでしょう？
“apply” を使って解説していきます。
基本の形として

apply ⇨ 数 ⇨ 剤形 ⇨ **to** 場所（患部）⇨ 回数 ⇨ タイミング.

この位置に入れればOKです。

例 **Apply** 1 drop **to your right eye** once a day before bed.
1回1滴，1日1回，就寝前に**右目に**さしてください。

外用薬の場合，実際には数(量)や剤形をはっきり伝えない場合があります。塗り薬など，量を正確に表せない場合もありますし，すべて伝えると説明がくどくなってしまうこともありますね。また，食事と関係ないことがほとんどなので，タイミングも省略する場合があります。その場合は無理にすべて言わなくてもよいでしょう。

例 Apply to the affected area a few times a day.
1日数回，患部に塗ってください。(用量とタイミングを省略した言い方)

薬の特徴などは別に説明するとして，用法用量に関してはこの程度で十分なことが多いと思います。量やタイミング等を具体的に伝える必要があるときは前述の順番で言えば無難ですが，これが正解というわけではありません。統一したほうが悩まなくてすむため，基本的に本書ではこのようにまとめています。実際には，順番は前後しても十分伝わります。

applyを使った用法用量

⑨(1-3-4Aje)

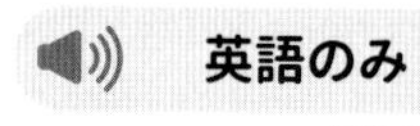

⑨(1-3-4A)

❶ 1日1回，患部に塗ってください。
Apply to the affected area once a day.

❷ 1日1回，患部に貼ってください。
Apply to the affected area once a day.
(“塗る”も“貼る”も同じ単語を使うので，文章も同じになります)

❸ 1日2回，患部に塗ってください。
Apply to the affected area twice a day.

❹ 1日数回，患部に塗ってください。
Apply to the affected area a few times a day.

❺ 1日数回痛いところに塗ってください。
Apply to the painful area a few times a day.

❻ 1日数回かゆいところに塗ってください。
Apply to the itchy area a few times a day.

❼ 1日1回全身に塗ってください。
Apply to the entire body once a day.

❽ 1回1滴，1日1回，右目にさしてください。
Apply 1 drop **to** the right eye once a day.

❾ 1回1滴，1日4回，両目にさしてください。
Apply 1 drop **to** both eyes 4 times a day.

❿ 1回3滴，1日2回，左耳に点耳してください。
Apply 3 drops **to** the left ear twice a day.

⓫ 1日1回入浴後に患部に塗ってください。
Apply to the affected area once a day after taking a bath.

⓬ 1日1回シャワーの後に患部に塗ってください。
Apply to the affected area once a day after taking a shower.

⓭ 1日2回洗顔後に患部に塗ってください。
Apply to the affected area twice a day after washing the face.

⓮ 1日1回入浴後に乾燥している部分に塗ってください。

Apply to the dry area once a day after taking a bath.

⓯ この軟膏を1日2回朝と夜，患部に塗ってください。

Apply this ointment **to** the affected area twice a day in the morning and at night.

⓰ この貼り薬を1日1回，痛いところに貼ってください。

Apply this patch **to** the painful area once a day.

⓱ このローション剤を，乾燥しているところに1日数回塗ってください。

Apply this lotion **to** the dry area a few times a day.

⓲ 患部を洗った後に塗ってください。

Apply after washing the affected area.

⓳ 着替えるタイミングで患部に塗ってください。

Apply to the affected area when changing the clothes.

⓴ トイレの後にこの軟膏を患部に塗ってください。

Apply this ointment **to** the affected area after using the toilet.

※患部：affected area，痛いところ：painful area，かゆいところ：itchy area，乾燥したところ：dry area

部位の前の所有格は患者さん本人に伝えるなら “your” を入れればいいのですが，患者さん本人に説明しない場合もあるため，“your” ではなく “the” で統一しています。もし特定の所有格を入れた方が自然であれば，それぞれ変更してください（例：your，his，her，your son’s，your mother’s など）。

また，患部は特定の場所がわかっていれば，代わりに具体的な部位を入れるとよりわかりやすいですね。

apply以外を使った用法用量

⑩(1-3-4Bje)

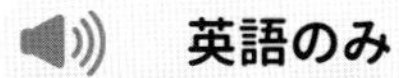

⑩(1-3-4B)

❶ 1日1回 患部に噴霧してください。
Spray on the affected area once a day.

❷ 1日数回，痛いところに噴霧してください。
Spray on the painful area a few times a day.

❸ 1回2噴霧，1日1回，それぞれの鼻孔(鼻)に噴霧してください。
Spray twice **into** each nostril (nose) once a day.

❹ 1回1噴霧，1日2回，それぞれの鼻孔(鼻)に噴霧してください。
Spray once **into** each nostril (nose) twice a day.

❺ 1回10単位を朝食前に打ってください。(持効型インスリン)
Take 10 units before breakfast.

❻ 1回3単位を毎食直前に打ってください。(速効型インスリン)
Take 3 units right before each meal.

❼ オートインジェクター 1本を月に1回打ってください。
Take 1 auto-injector once a month.

❽ 坐薬を一つおしり／直腸に入れてください。
Insert 1 suppository **into** the bottom/rectum.

❾ 膣坐剤を一つ膣に入れてください。
Insert 1 vaginal suppository **into** the vagina.

⑩ 膣錠を一つ膣に入れてください。
Insert 1 vaginal tablet **into** the vagina.

⑪ この薬を処方通りに使用してください。
Use this medicine as prescribed.

⑫ この薬はトイレをすませてから使用してください。可能なら，排便をすませた後に使用してください。（坐薬，腸注剤など）
Use this medicine after using the toilet. If possible, please **use** it after having a bowel movement.

※注射の単位：unit，膣：vagina

点鼻薬の添付文書には「鼻腔に噴霧」とありますが，「鼻腔」を英語でいうと“nazal cavity”になります。しかし，海外では「鼻腔に噴霧」ではなく「鼻孔に噴霧」，つまり「鼻の穴に噴霧」という表現が一般的です。そのため，例文では「鼻腔」ではなく「鼻孔」を使っています。「鼻孔」は“nostril”になりますが，ネイティブスピーカーでないとあまりなじみのない単語です。英語が第2言語の患者さんの場合は，“nostril”よりも“nose”を使って，具体的な場所は指導箋を見せて説明したほうがわかりやすいかもしれません。

＼Tip!／

「目薬をさす」は“apply”を使っていますが，口語では“put”もよく使います。その場合，目薬は目の中に入れるので，前置詞は“in”を使います。例えば「目薬を両目にさしてください」は“Put the eye drops in both eyes.”となります。

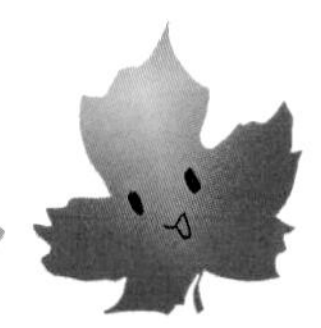

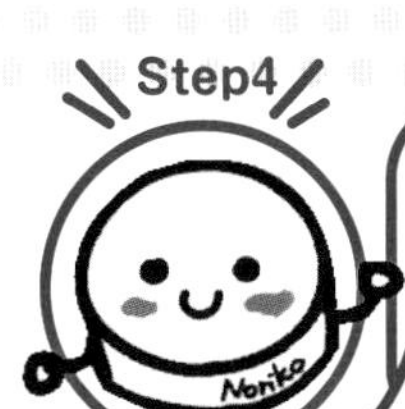

必須単語を覚えよう

1. 基本の医療英単語—症状

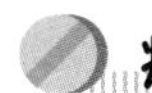

症状名を覚えよう

「ビギナーさんにまず覚えて欲しい基本単語」を取り上げます

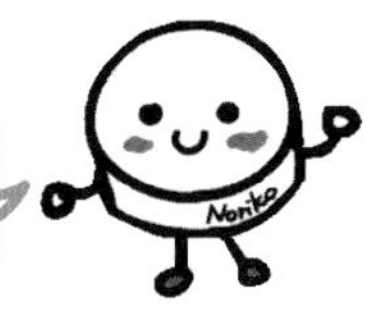

単語を確実に覚えるには何度も何度も出会って，さらに使うことが一番の近道です。初めは難しいと感じる単語も何度も出会うことでなじみのある単語になり，さらに声に出して発音したり，例文のなかに取り込んだりすることで，いつでも自分で使える単語になります。

いつまでも難しいと感じる単語があっても，それはまだ慣れていないだけなので，覚えたい単語は積極的に使ってみるようにしましょう。

ここでは，**「症状がある」を “have＋症状” で表せるように名詞で記載しています**。その他の単語も資料編(258ページ)にまとめています。

日本語▶英語

⑪(1-4-1je)

英語のみ

⑪(1-4-1)

症状名	
熱	fever
痛み	pain
頭痛	headache
咳	cough
喉の痛み	sore throat

くしゃみ	sneezing
鼻水	runny nose
鼻詰まり	stuffy nose
めまい	dizziness
ねむけ	drowsiness
口の渇き（口渇）	dry mouth
息苦しさ（呼吸困難）	difficulty breathing
吐き気	nausea
胸やけ	heartburn
胃痛	stomachache
腹痛	abdominal pain
下痢	diarrhea
頻尿	frequent urination
排尿困難	difficulty urinating
動悸	palpitation
息切れ	shortness of breath
かゆみ	itchiness, itching
腰痛	back pain, backache
神経痛	nerve pain
関節痛	joint pain
炎症	inflammation
こわばり，こり	stiffness
しびれ	numbness
むくみ，腫れ	swelling
気分の落ち込み	depression
不安	anxiety
アレルギー症状	allergy symptoms
低血糖	low blood sugar (hypoglycemia)

消化器系に関係する不調の症状（胸やけ，胃痛，吐き気，腹痛など）は，まとめて “upset stomach” と表現することもあります。

吐き気止めとして知られる「ナウゼリン®」や「ナゼア®」は “nausea” が名前の由来となっています。英語が名前の由来になることはよくあるので調べてみると面白いですよ

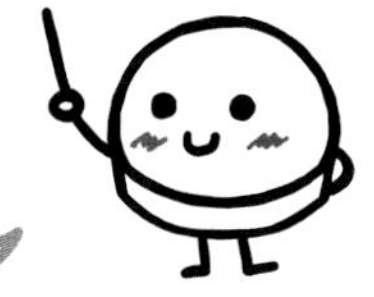

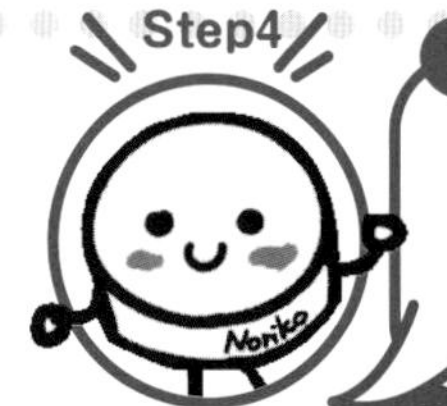

必須単語を覚えよう

2. 必須の医療英単語―疾患

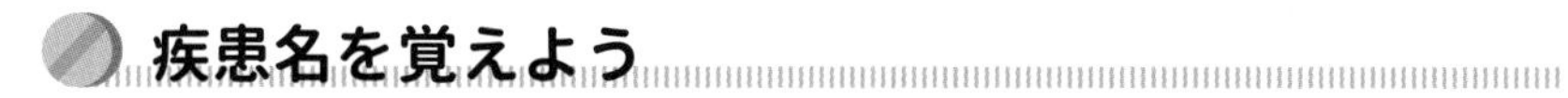

疾患名を覚えよう

どれもよく見る，覚えておきたい
疾患名です！

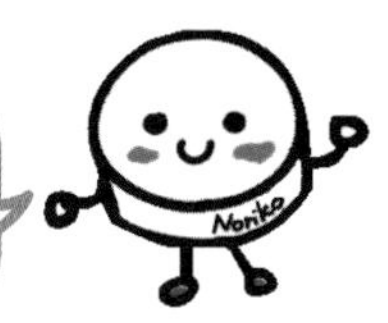

こちらは疾患名のごくごく一部ですが，資料編（264ページ）にその他の疾患名をまとめていますので，そちらで確認してください。

日本語▶英語

⑫（1-4-2je）

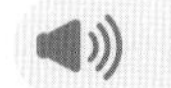
英語のみ

⑫（1-4-2）

疾患名	
風邪	cold, common cold
インフルエンザ	influenza, the flu
花粉症	hay fever
喘息	asthma
慢性閉塞性肺疾患：COPD	COPD （chronic obstructive pulmonary disease）
肺炎	pneumonia
脳梗塞	stroke（cerebral infarction）
片頭痛	migraine
心筋梗塞	heart attack（myocardial infarction：MI）
狭心症	angina（angina pectoris）

高コレステロール（脂質異常症）	high cholesterol (dyslipidemia)
胃炎	gastritis
消化性潰瘍	ulcer (peptic ulcer)
逆流性食道炎	GERD (gastroesophageal reflux disease)
高血圧	high blood pressure (hypertension)
糖尿病	diabetes (diabetes mellitus：DM)
心不全	heart failure：HF
慢性腎臓病	chronic kidney disease：CKD
肝炎	hepatitis
癌，腫瘍	cancer, tumor
痛風	gout
不眠症	insomnia
うつ病	depression
統合失調症	schizophrenia
てんかん（てんかん発作）	epilepsy (seizure)
パーキンソン病	Parkinson's disease：PD
認知症	dementia
骨粗鬆症	weak bones (osteoporosis)
緑内障	glaucoma
白内障	cataract
前立腺肥大症	enlarged prostate (benign prostatic hyperplasia：BPH)
過活動膀胱	overactive bladder：OAB
尿路感染症	UTI (urinary tract infection)
膀胱炎	cystitis
貧血	anemia
関節炎	arthritis
関節リウマチ	rheumatoid arthritis：RA

（　）内は専門用語です。余裕のある方はそちらも覚えてみましょう。また，よく使われる略語がある場合は「：」の後に記載しています。略語は医療機関によって異なることもあるので，一般的なもののみ記載しています。“COPD”“GERD”“UTI”は略語ですが，正式名称が長いため一般の方も略語で言うことが多いです。そのため，この3つはまずは略語のほうを覚えましょう。“GERD”のみアルファベット読みではなく，「ガード」と読みます。また，資料編2（264ページ）にある“IBS”（過敏性腸症候群）や“PMS”（月経前症候群）も略語が使われる疾患なので覚えておきましょう。

**日本語の「脂質異常症」という疾患は，
患者さんには「高脂血症」と言ったほうが
なじみがあるように，英語では
“high cholesterol”（高コレステロール）と
表現したほうが伝わりやすいです。
でも，「脂質異常症」にはHDLの数値が低い
異常等も含まれるため，正確に伝えたい場合は
“dyslipidemia”のほうが適切です**

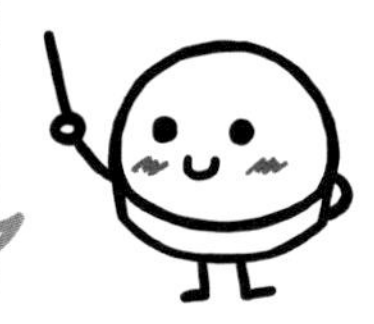

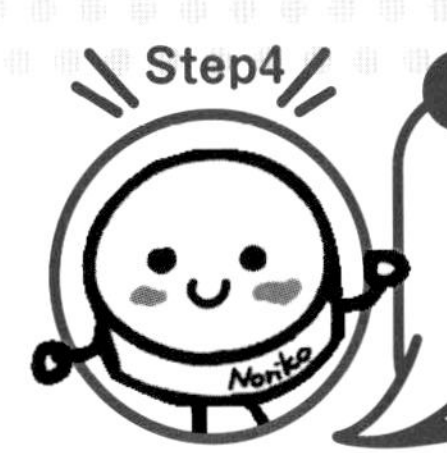

必須単語を覚えよう

3. その他，医療用具等の単語

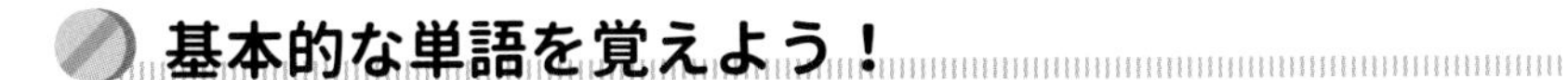

基本的な単語を覚えよう！

薬に関するもの，医療用具など
覚えておきたい単語をまとめました！

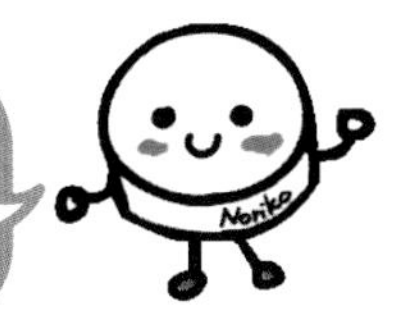

その他の覚えておきたい単語です。こちらも，資料編（277ページ）により多くの単語をまとめているのでご確認ください。

日本語▶英語

⑬（1-4-3je）

英語のみ

⑬（1-4-3）

覚えておきたい単語	
薬	medicine, medication
処方箋	prescription
処方箋薬	prescription medicine, medication, prescription
市販薬	OTC（over-the-counter）medicine, non-prescription medicine
健康食品	health food products
マイナンバーカード	My Number Card
お薬手帳	medicine notebook, medical record handbook, prescription record （日本独特のサービスのため英語で決まった言い方はありません）
問診票	questionnaire
使用期限	expiration date

受付	reception
番号札	number ticket
薬袋	prescription bag
症状	symptom
患部	affected area
副作用	side effect
手術	surgery, operation
有効成分	active ingredient
先発医薬品	brand-name medicine
後発医薬品	generic medicine
用量（1回量）	dosage (dose)
最大用量	maximum dosage
維持用量	maintenance dosage
予防薬	preventive medicine
予防接種	immunization
ワクチン	vaccine
透析	dialysis
包帯	bandage
絆創膏	adhesive bandage, Band-Aid® (製品名) *
アルコール綿	alcohol swab
消毒液	sanitizer
体温計	thermometer
体重計	scale
血圧計	blood pressure monitor
血糖測定器	blood glucose monitor
ピルケース	medicine organizer, pill case
お薬カレンダー	medicine calendar

*「絆創膏」は日本と同様に，英語圏でも製品名のイメージが強い。

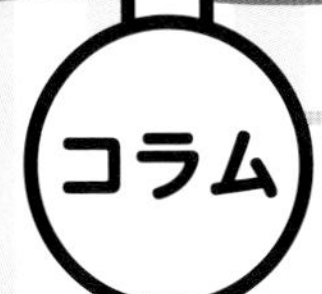

「薬」の違い

薬を表す単語で代表的なものは3つ。“medicine” “medication” “drug” があります。基本的にはどれを使っても伝わりますが，若干の違いがあります。

日本では一般的に薬というと “medicine” を思い浮かべますが，医療用医薬品，つまり医師に処方してもらうような処方箋薬の場合は “medication” を使ったほうがわかりやすいです。また “drug” は使い方によっては違法薬物を連想させることがあるため注意が必要です。そのため “medicine” または “medication” のどちらかを使うのが無難ですが，本書では，ビギナーさんにもなじみがあり，より短い “medicine” で統一しています。とはいえ，医療用医薬品を前提にしているため，“medication” に置き換えても問題ありません。また，「処方箋」を意味する “prescription” という単語は「処方箋薬」という意味も持つため，こちらを使ってもよいでしょう。

OTC医薬品の「第一類医薬品」については，海外では “Class1 drugs” と紹介されているため，本書でも “drug” を使っています。

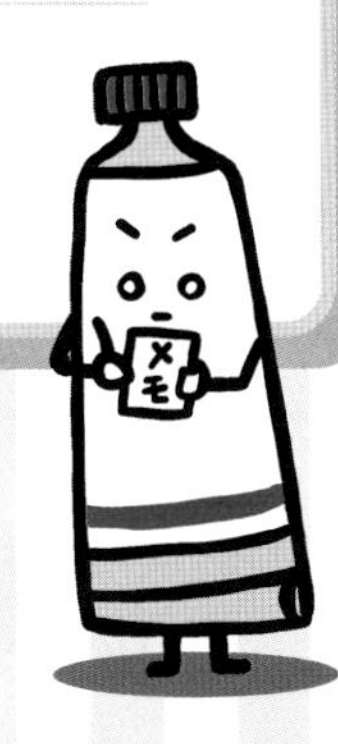

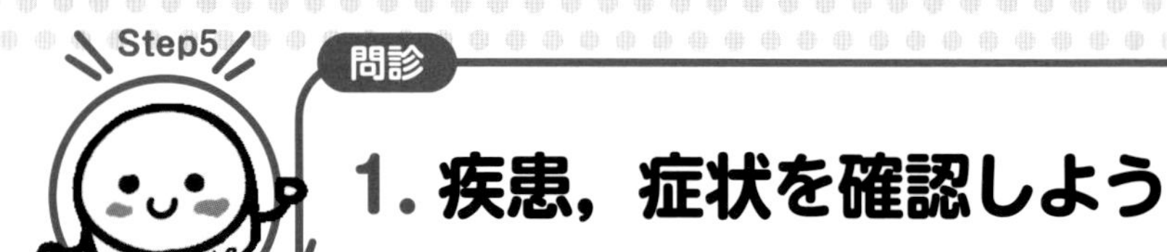

1. 疾患，症状を確認しよう

症状を聞いてみよう

薬が症状に適しているのか確認するとき，患者さんにどんな症状があるのか尋ねることがありますよね。そんなときに使えるフレーズです

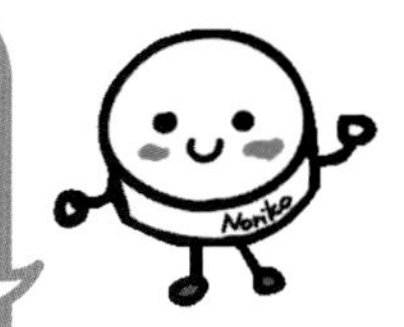

ここでも「**have＋名詞**」です。

「〇〇の症状はありますか？」 ➡ “**Do you have 〇〇？**”

とても簡単ですね。つまりは症状の単語さえ覚えてしまえばいいわけです。実際に口に出して練習しましょう。

〇〇の症状はありますか？①

Do you have 〇〇（症状）？

日本語▶英語 ⑭（1-5-1Aje）

英語のみ ⑭（1-5-1A）

❶ 熱はありますか？
Do you have a fever?

❷ 咳は出ますか？
Do you have a cough?

❸ 喉の痛みはありますか？
Do you have a sore throat?

❹ 鼻水や鼻詰まりはありますか？
Do you have a runny nose or a stuffy nose?

❺ 頭痛はありますか？
Do you have a headache?

❻ 動悸がしますか？
Do you have palpitations?

❼ 胃の痛みはありますか？
Do you have a stomachache?

❽ 腹痛がありますか？
Do you have abdominal pain?

❾ 胸やけはありますか？
Do you have heartburn?

❿ 吐き気はありますか？
Do you have nausea?

⓫ 下痢をしていますか？
Do you have diarrhea?

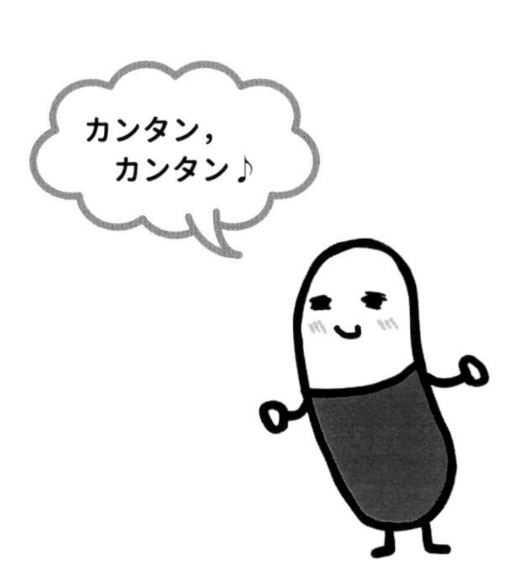

⑫ 便秘をしていますか？
Do you have constipation?

⑬ 腰痛ですか？（腰痛がありますか？）
Do you have back pain?

⑭ めまいがしますか？
Do you have dizziness?

⑮ 口の渇きがありますか？
Do you have a dry mouth?

⑯ 食欲はありますか？
Do you have an appetite?

⑰ 息苦しさがありますか？
Do you have difficulty breathing?

⑱ 頻繁にトイレに行きますか？（頻尿ですか？）
Do you have frequent urination?

どれも“**Do you have** ○○（症状）？”なのでこんなに例文は必要ないかもしれませんが，例文を通して症状を表す単語も覚えていきましょう。**何度も何度も同じ単語に出会うことで自然と覚えることができます。**そして，**同じようなフレーズを繰り返すことでとっさに出てくる当たり前のフレーズとして定着させていきましょう。**

次に痛みなど**部位がはっきりしている症状**についてです。
Step4で代表的な痛みについては取り上げたので（49ページ），こちらもそれをそのまま“have”の後に当てはめるだけですね。

ところで,「どこどこに痛みがある」という表現は,「頭痛」なら “headache”,「胃痛」なら “stomachache/stomach pain”,「腰痛」なら “backache/back pain” など,「～ ache」や「部位＋pain」などの言い方がありますが，この他にも簡単な表現方法があります。「私の○○（部位）が痛い」と言いたいとき，以下のように表現します。

My ○○（部位） hurt（s）.

部位が単数の場合，動詞に変化が必要ですが，よく使われる表現です。例えば,

頭が痛い　➡　My head hurts.
胃が痛い　➡　My stomach hurts.
背中が痛い　➡　My back hurts.
目が痛い　➡　My eye hurts.
足が痛い　➡　My leg hurts.

これを質問形式にすると，以下のようになります。

どこが痛いのですか？　➡　Where does it hurt?
頭が痛いのですか？　➡　Does your head hurt?
胃が痛いのですか？　➡　Does your stomach hurt?
背中が痛みますか？　➡　Does your back hurt?
目が痛いですか？　➡　Does your eye hurt?
足が痛いですか？　➡　Does your leg hurt?

“Where does it hurt?” って変な感じがしません？　でも，これが一番シンプルな質問方法なので覚えておきたいフレーズです

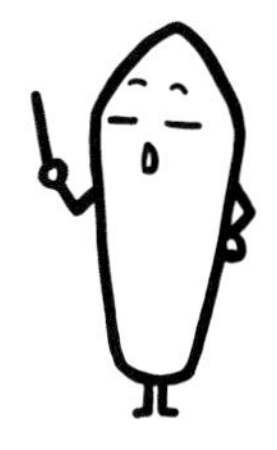

また **“have pain in 部位”** を使った表現も簡単です。いままでの表現に似ているので，**三人称単数などの変化が苦手な方にはおすすめです。**

例えば，腕に痛みがあるときは “I **have pain in** my arm.”。背中が痛む場合は “I **have pain in** my back.”。このように，部位を当てはめるだけでその場所の痛みとして表現できます。

また，これは 痛み（pain）以外にもさまざまな症状に使えます。例えば，**むくみ**（**swelling**），**炎症**（**inflammation**），**しびれ**（**numbness**），**こわばり／こり**（**stiffness**）などです。さまざまな部位に応用もできるので，覚えておきたい表現です。

○○（部位）に××の症状はありますか？②

Do you have ××（症状）in ○○（部位）？

⑮（1-5-1Bje）

英語のみ
⑮（1-5-1B）

❶ 腕が痛みますか？
Do you have pain in your arm?

❷ 足が痛みますか？
Do you have pain in your leg?

❸ 背中が痛みますか？
Do you have pain in your back?

❹ 胸が痛みますか？
Do you have pain in your chest?

❺ 足にむくみ（腫れ）はありますか？
Do you have swelling in your legs?

●むくみを引き起こす疾患や薬はさまざまあるので覚えておきたいフレーズです

❻ どこかむくんで（腫れて）いるところはありますか？
Do you have any swelling in your body?

●部位を特定しない場合はこんな言い方もあります

❼ 喉に炎症（腫れ）がありますか
Do you have inflammation in your throat?

❽ 右足にしびれがありますか？
Do you have numbness in your right leg?

❾ 指にこわばりがありますか？
Do you have stiffness in your fingers?

❿ 首がこっていますか？
Do you have stiffness in your neck?

痛みに"hurt"を使ったように，腫れには"swollen"，しびれには "numb"，こりやこわばりには "stiff" を使うとより自然です。（例：足がむくんでいますか？➡Are your legs swollen?，手がしびれますか？➡Are your hands numb?，首がこっていますか？➡Is your neck stiff?）

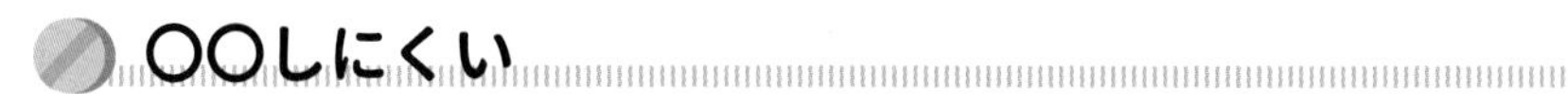

○○しにくい

「○○しにくい」という意味を表す，“**difficulty ～ing**”を使った表現も便利です。「～することが難しい」という**動作困難**の表現に使えるフレーズです。

例えば，

尿の出にくさ（排尿障害） ➡ **difficulty** urinat**ing**
呼吸しづらさ（呼吸障害） ➡ **difficulty** breath**ing**
歩きにくさ（歩行障害） ➡ **difficulty** walk**ing**
見えにくさ（視力障害） ➡ **difficulty** se**eing**
話しづらさ／呂律が回らない（脳障害など） ➡ **difficulty** speak**ing**
飲み込みにくさ（嚥下障害） ➡ **difficulty** swallow**ing**

といった言い回しです。

症状は名詞にすると“have”の後に持ってくることができますが，このdifficulty doingも同じように症状の「～しづらさ」として“have”の後に付け足すことができます。

Do you have difficulty ～ing？

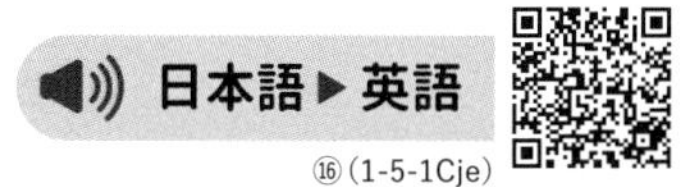

⑯（1-5-1Cje）

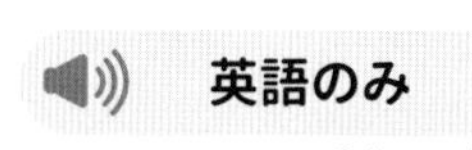

⑯（1-5-1C）

❶ 尿が出にくいということがありますか？（前立腺肥大，排尿障害など）
Do you have difficulty urinat**ing**?

❷ 息苦しさはありますか？（COPD，喘息など）
Do you have difficulty breath**ing**?

❸ 物が見えにくいということはありますか？
（抗コリン副作用, 緑内障など）
Do you have difficulty see**ing**?

❹ 聞き取りづらいですか？（聴力障害）
Do you have difficulty hear**ing**?

❺ 飲み込みづらさはありますか？（嚥下障害）
Do you have difficulty swallow**ing**?

これらの表現は2回目以降の投薬で，副作用の確認をしたいときにも使えますね。まずは，普段自分がよく現場で使っているフレーズから覚えていきましょう。

出だしは統一されているので，慣れてきたら単語を入れ替えて応用ができるように練習していきましょう

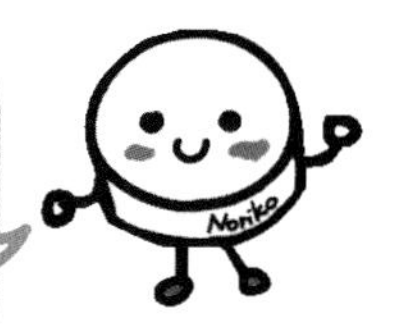

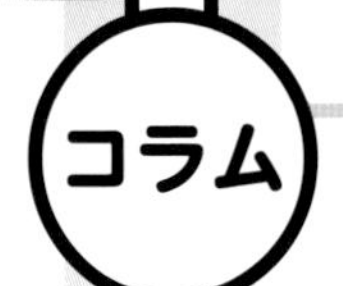

ヘルペスウイルスによる疾患

一般的にヘルペスというと単純口唇ヘルペスを思い浮かべると思います。こちらは医学英語では “herpes labialis” といいますが，一般的には “cold sore” が使われています。“fever blister”（熱水疱）といわれることもあります。日本語でも「風邪の華」，「熱の華」などといわれたりすることもありますが，英語でも同じように，“cold sore” の “cold” は風邪のことです。“sore” は痛みのなかでもヒリヒリ，ズキズキした痛みのときに使われる表現です。風邪が直接関係するわけではないですが，免疫が落ちて風邪をひいたときなどに起こりやすいためこのようにいわれているようです。

ちなみに「帯状疱疹」は医療用語では “herpes zoster” ですが，こちらも一般的には “shingles” を使います。

そして，「水痘」は医学用語では “varicella” ですが，日本語でも「みずぼうそう」という一般に知られた単語を使うように，英語でも “chicken pox” という一般の方に伝わりやすい単語があります。

このように，どれも医学用語と一般の方によく知られた単語が異なりますが，このような場合は，できるだけ一般の方に使われている単語で説明するようにすると伝わりやすいですね。

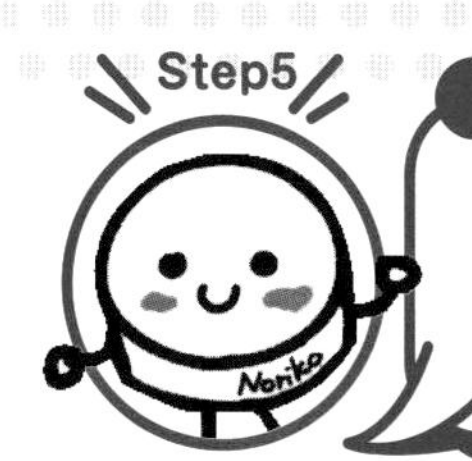

問診

2. 併用薬，アレルギーを確認しよう

併用薬やアレルギーなど，基本的な内容を確認する時に必要なフレーズです。特に初回の服薬指導では必ず使用するのでしっかり身につけましょう

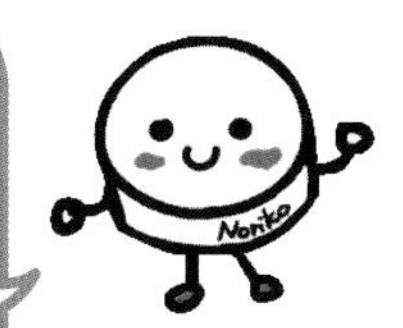

併用薬の確認

まずは，現在服用している薬の確認です。とてもシンプルな英文ですが，重要なフレーズなので確認しておきましょう。

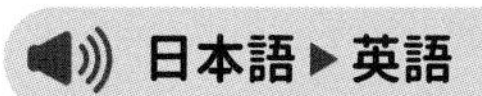

⑰(1-5-2Aje)

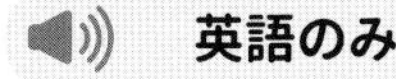

⑰(1-5-2A)

❶ 何か他に処方箋薬を服用していますか？
Are you taking any other prescription medicines?

❷ 何か市販薬を服用していますか？
Are you taking any OTC medicines?

❸ 何か定期的に薬やサプリメントを服用していますか？
Are you taking any medicines or supplements regularly?

●セントジョーンズワートは相互作用に特に気をつけたいサプリメントです

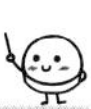

❹ その薬の名前はわかりますか？
Do you remember the name of the medicine?

❺ どのように服用されていますか？
How do you take it?

❻ どれくらいの期間服用していますか？
How long have you been taking it?

アレルギーの確認

アレルギーについて質問しましょう。
「○○にアレルギーがありますか？」は以下のように表現します。

Are you allergic to ～？

アレルギーを確認するときの基本で，かつシンプルな表現なので必ず覚えたいフレーズです。もちろんこれも「**have＋名詞**」で表すことができます。

"Do you **have allergies** to any medicines?"

もちろんこれでもいいのですが，"**be allergic to** ～ "はとても基本的なフレーズなのでここで覚えてしまいましょう。薬以外にも食べ物や，金属など特定のものでも使えます。

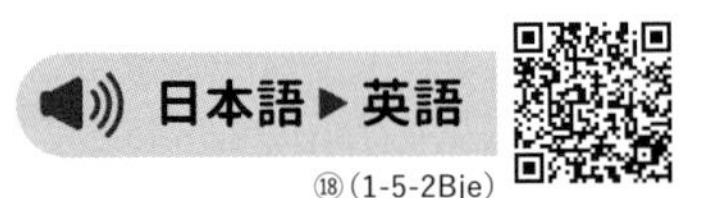

⑱ (1-5-2Bje)

英語のみ

⑱ (1-5-2B)

❶ 何かにアレルギーはありますか？
Are you allergic to anything?

❷ 何か食べ物にアレルギーはありますか？
Are you allergic to any food?

❸ 何か薬にアレルギーはありますか？
Are you allergic to any medicines?

❹ アルコールにアレルギーはありますか？
Are you allergic to alcohol?

●看護師さんは注射前の消毒でも使えるフレーズですね

❺ 牛乳にアレルギーはありますか？
Are you allergic to milk?

●カゼイン，脱脂粉乳を含む栄養剤やタンニン酸アルブミンなどは禁忌。意外にも乳酸菌製剤は現在はほとんどが問題ない

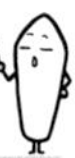

❻ 金属にアレルギーはありますか？
Are you allergic to metals?

❼ アレルギー反応が出るとどうなりますか？
What happens to you when you have an allergic reaction?

体質の確認

「○○しやすいですか？」――問診でよく見る体質に関する質問事項です。

「体質的に～しやすい」は“**tend to have ～**”で表すことができます。ここでも「**have＋名詞**」は変わりません。

Do you tend to have ○○（症状）？

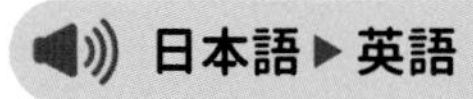

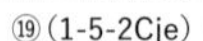
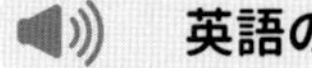

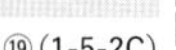

⑲(1-5-2Cje) ⑲(1-5-2C)

❶ かぶれやすいですか？
Do you tend to have rashes?

●貼り薬はテープ剤よりパップ剤のほうがかぶれにくいといわれています

❷ 便秘しやすいですか？
Do you tend to have constipation?

❸ 下痢しやすいですか？
Do you tend to have diarrhea?

●副作用で便秘や下痢が出やすい薬は多いので体質として注意しておきたいですね
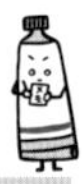

その他の一般的な問診

次は一般的な問診時の質問です。

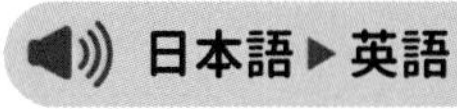

⑳(1-5-2Dje) ⑳(1-5-2D)

❶ タバコは吸いますか？
Do you smoke?

●テオフィリンやプロプラノロール，インスリンなど，タバコで効果に影響を受ける薬もあります

❷ 運転はしますか？
Do you drive?

●副作用に眠気が出る薬はとても多いのでこれは必須のフレーズですね
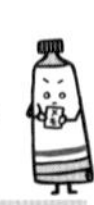

❸ お酒は飲みますか？
Do you drink alcohol?

❹ 普段運動はしていますか？
Do you exercise regularly?

❺ 規則正しく食事はとれていますか？
Do you eat at regular times?

●食事の影響を受けやすい薬の場合，この確認は結構重要

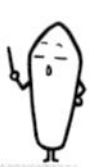

❻ いままでの病歴を教えていただけますか？
Could you tell me about your medical history?

現在治療中の疾患についての確認

疾患に対して禁忌となる薬が出た場合などで使えるフレーズです。

be receiving treatment for 疾患名.

で，「その疾患の治療中」という意味になります。

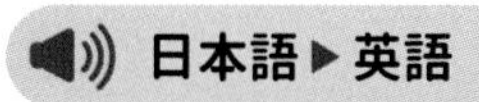

㉑(1-5-2Eje)

㉑(1-5-2E)

❶ 現在治療中の疾患はありますか？
Are you receiving any medical treatment?

❷ 緑内障の治療をされていますか？
Are you receiving treatment for glaucoma?

❸ 前立腺肥大症の治療をされていますか？
Are you receiving treatment for enlarged prostate?

❹ 喘息の治療をされていますか？
Are you receiving treatment for asthma?

●喘息に禁忌で有名なのはβ遮断薬！　ただ選択性の高いビソプロロールは禁忌ではないのはおさえておきたい

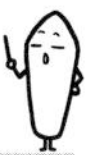

❺ 心不全の治療をされていますか？
Are you receiving treatment for heart failure?

●糖尿病治療薬のメトホルミンやピオグリタゾンは心不全に禁忌です。他にも条件付きで禁忌となる薬は多数あります

❻ 狭心症の治療をされていますか？
Are you receiving treatment for angina?

●狭心症だと硝酸薬を服用している可能性が高く，硝酸薬とPDE5阻害薬は併用禁忌なので注意！

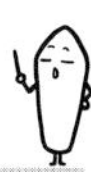

❼ てんかんの治療をされていますか？
Are you receiving treatment for epilepsy?

●てんかんは抗ヒスタミンのケトチフェン，副交感神経刺激薬のベサコリンなどが禁忌です。他にも条件付き禁忌は多数あります

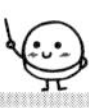

❽ 糖尿病の治療をされていますか？
Are you receiving treatment for diabetes?

❾ 消化性潰瘍の治療をされていますか？
Are you receiving treatment for peptic ulcers?

●痛み止めとしてよく処方されるNSAIDsは，消化性潰瘍には禁忌

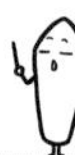

⑩ 腎臓病の治療をされていますか？
Are you receiving treatment for kidney disease?

⑪ 透析を受けていますか？
Are you on dialysis?

●これだけ少し特殊ですがよく使うので覚えましょう。
透析を受けていると禁忌となる薬も多いですね
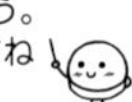

妊娠・授乳・閉経についての確認

適齢の女性には必須の確認事項です。

妊娠中 ➡ be pregnant
妊娠する ➡ get/become pregnant
授乳する ➡ breastfeed
生理 ➡ menstrual period

\Tip!/

文脈により“period”だけでも
「生理」として伝わります

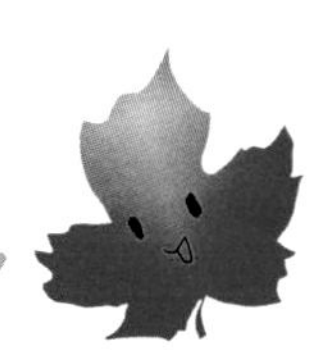

日本語▶英語
㉒(1-5-2Fje)

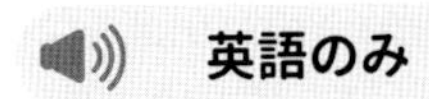

㉒(1-5-2F)

❶ いま妊娠中ですか？
Are you pregnant?

❷ 妊娠の可能性はありますか？
Is there any possibility of pregnancy?

❸ 妊娠のご予定はありますか？（避妊厳守の薬の確認）

Are you thinking of becoming pregnant?

●そのときに妊娠していなくても妊娠希望の場合，薬の選択肢も変わってくるので確認が必要です

❹ 妊娠何週目ですか？
妊娠何カ月ですか？
（妊娠は）いまどれくらいの時期ですか？

How many weeks pregnant are you?
How many months pregnant are you?
How far along are you?

❺ 授乳中ですか？

Are you breastfeeding?

❻ 最後の生理はいつですか？（閉経されていますか？）（SERMなどの服用条件）

When was your last period?

●SERMのラロキシフェンなどは適応症がズバリ"閉経後の骨粗鬆症"です

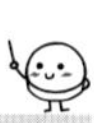

＼Tip!／

「閉経」は"menopause"なので，「閉経していますか？」は"Have you gone through menopause?"や"Are you in menopause?"と表現しますが，遠回しに確認したいときは最後の生理の日を聞くとスマートです

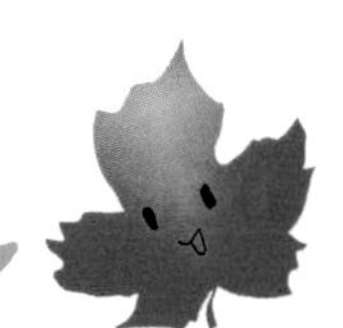

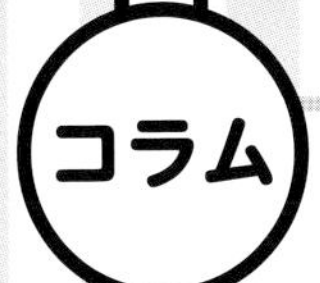

海外での妊娠の時期の数え方

日本では初期は妊娠の「週」，中期以降は「月」で表すことが多いですが，海外では3期で分けていることがあります。

1 ～ 13週目：1st trimester
14 ～ 27週目：2nd trimester
28 ～ 40週目：3rd trimester

もし表現方法が日本と異なるときは，予定日を聞くことで予測することもできます。

・「予定日はいつ？」と尋ねるときの表現
“When is your baby due?”
“What date are you due?”

・予定日を答えるときの表現
“My baby is due in March.”
“I am due on the 3rd of March.”

※3期の分け方は資料により数週が若干異なりますが，こちらが一般的な分け方です。

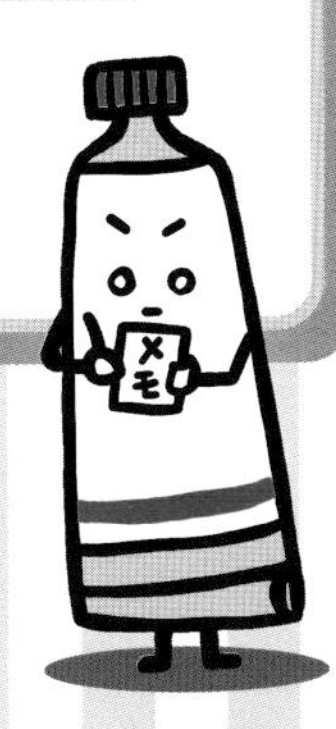

3. 既往歴を確認しよう

過去分詞も慣れれば大丈夫！

過去の病歴などの確認をするフレーズです。英語が苦手な方は，過去分詞が苦手な方が多いですよね。今回は過去の経験を尋ねるため過去分詞を使用します。と言っても，いつもどおり冒頭はすべて同じなので慣れてしまえばなんてことはありません

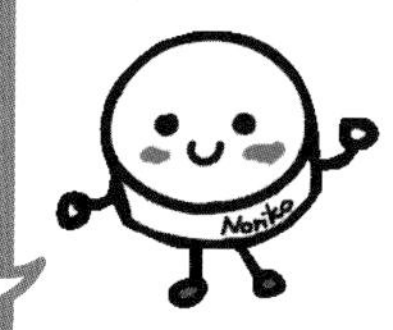

「過去に○○（疾患）にかかったことがありますか？」

Have you ever had ○○（疾患名）？

「過去に○○（症状）を起こしたことがありますか？」

Have you ever had ○○（症状）？

もう少し丁寧な，確実な言い方で「過去に○○（疾患名）と診断されたことがありますか？」は何と言えばよいでしょうか？

診断は “diagnose” なので「診断される」は “be diagnosed” となり，過去に診断されたことがあるか確認するときは

Have you ever been diagnosed with 疾患名?

となります。冒頭はすべて同じで，疾患名を名詞で付け加えるだけです。

クエチアピンなどは糖尿病の既往があるだけでも禁忌とされているので，このように言うと具体的に確認できますね。

また，診断されたわけではないけれど臓器に問題があると言われたことがあるかどうかを聞きたいときもあります。

「臓器（心臓など）に何か問題があると言われたことはありますか？」

Have you ever been told that you have
a problem **with 臓器**？

ちょっと長いですが…

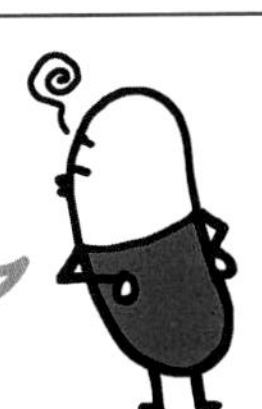

既往歴を確認

㉓（1-5-3je）

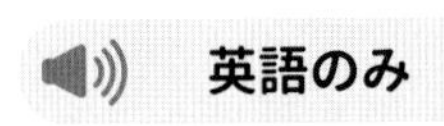

㉓（1-5-3）

❶ いままで何か大きな疾患にかかったことはありますか？
Have you ever had any major illness?

❷ 副作用を経験したことはありますか？
Have you ever had any side effects?

❸ 消化性潰瘍になったことはありますか？

Have you ever had peptic ulcers?

●「胃潰瘍」は “stomach ulcer” とするとよりわかりやすいかもしれません。
「十二指腸潰瘍」も臓器名を使って “duodenal ulcer” とするとよいでしょう

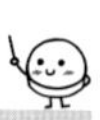

❹ 喘息になったことはありますか？

Have you ever had asthma?

❺ てんかん（発作）を起こしたことはありますか？

Have you ever had any seizures?

●てんかんの既往歴があると注意が必要な薬が多い

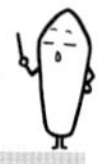

❻ 痛風発作を起こしたことはありますか？

Have you ever had a gout attack?

❼ 心臓発作を起こしたことはありますか？

Have you ever had a heart attack?

●心筋梗塞や狭心症に対して禁忌となっている薬はいっぱいありますね

❽ 低血糖を起こしたことがありますか？

Have you ever had low blood sugar?

❾ いままで手術を受けたことはありますか？

Have you ever had any surgery?

●エイベリス®のように「白内障の手術歴があると禁忌」なんて薬もありますよ

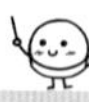

⑩ これまで健康上の問題がありましたか？
Have you ever had any health problems?

●ざっくり聞きたいときに使えるフレーズです！

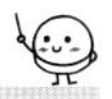

⑪ いままで薬を飲んだ後に何か問題が起きたことはありますか？
Have you ever had any problems after taking medicines?

⑫ 緑内障と診断されたことはありますか？（抗コリン薬との禁忌）
Have you been diagnosed with glaucoma?

⑬ 糖尿病と診断されたことはありますか？（クエチアピン，オランザピン等との禁忌）
Have you been diagnosed with diabetes?

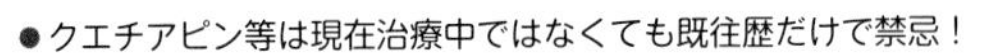

●クエチアピン等は現在治療中ではなくても既往歴だけで禁忌！

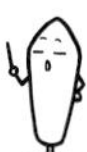

⑭ 口唇ヘルペスと診断されたことはありますか？（市販薬の販売条件）
Have you been diagnosed with cold sores?

●再発が条件の PIT でも使えそう〔PIT（patient initiated therapy）：患者自身が初期症状を認めた際に，あらかじめ処方された薬剤を自己判断で服用開始する治療法〕

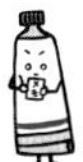

⑮ 腎臓に問題があると指摘されたことはありますか？
Have you ever been told that you have a problem with your kidneys?

⑯ 肝臓に問題があると指摘されたことはありますか？
Have you ever been told that you have a problem with your liver?

●腎機能や肝機能の状況についてわかると薬の選択肢も変わりますね

⑰ 心臓に問題があると指摘されたことはありますか？
Have you ever been told that you have a problem with your heart?

⑱ 肺に問題があると指摘されたことはありますか？
Have you ever been told that you have a problem with your lungs?

緑内障の場合は，緑内障のタイプが重要ですね。詳しく確認したいときは次のように言ってみましょう。

「あなたの緑内障のタイプは閉塞性緑内障と，開放性緑内障のどちらかご存知ですか？」

"Do you know which type of glaucoma you have, closed-angle glaucoma or open-angle glaucoma?"

※閉塞隅角緑内障：closed-angle glaucoma，開放隅角緑内障：open-angle glaucoma

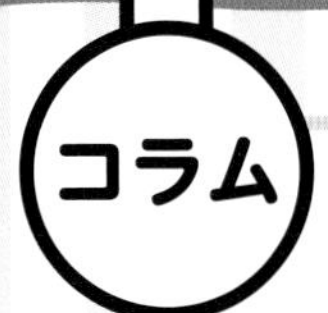

疾患名のあれこれ

①てんかんについて

てんかんは英語で “epilepsy” といいます。この他にもてんかんとしてよく使われているのが “seizure” ですが，日本語で「てんかん」というと，慢性疾患で治療をしないと脳の発作を起こしてしまう病気のことであり，発作そのものを意味しません。

一方で，英語ではてんかんのなかでも「発作的な症状」は “seizure” で表すことが多いです。てんかん発作に当てはまる単語はいくつかあり，医学的によく使われるのが先ほどの “seizure” や “convulsion” です。“seizure” は “a sudden surge of electrical activity in the brain”，つまり脳内の電気信号の異常で起きるような発作症状のことを意味します。また，“convulsion” は “a sudden involuntary contraction of the muscles”，つまり筋肉の突然の不随意収縮などを意味します。

てんかんというと，けいれんを連想する方が多く，けいれんを伴うようなてんかん発作の場合は “convulsion” といえますが，てんかん発作は必ずしもけいれんを伴うというわけではありません。そのため，てんかん発作だからといって何でもかんでも “convulsion” が使えるというわけではないのです。

また，一般の方にはてんかん発作というと “seizure” を使うとイメージがつきやすいようです。少し詳しく伝えるには「てんかん発作」を “epileptic seizures” といったり，子どもの熱性けいれんは “febrile seizure” といったりします。また，“seizure” はてんかん以外の発作でも使われることがあります。

この他にも “fit” や “spell” が使われたり，具体的な症状として “jerking”（ビクッとした），“twitching”（ピクピクした）なども使われたりすることもあり，さらに専門的な分類をすると，けいれんはまだまだ他にも専門用語がありますが，そこまで覚えても患者さんも理解できませんし，覚えるほうも大変です。

そのため，ひとまず疾患名「てんかん」は “epilepsy”，「てんかん発作」といった発作的症状は “seizure” を使うようにしましょう。

②心臓発作について

「心臓発作」を一番わかりやすく表現すると “heart attack” になります。医療用語では「心筋梗塞」は “myocardial infarction” で，「MI」と略されます

また似たような発作として「狭心症発作」“angina attack” がありますが，心筋梗塞と，狭心症発作では対応が異なりますので区別する必要があります。

“myocardial infarction” は難しくて覚えられなくても “heart attack” を使えばいいと思いますが，“angina attack” は一般の方にも知られた表現なので使えるようになりたい単語です。ちなみに，読み方も間違えられやすいので注意が必要な単語です（「アンジーナ」ではなく，「アンジャイナ」と発音します）。

③むくみについて

「むくみ」は一般的に “swelling” で表します。医学的にいうと「浮腫」となり英語でも同じように “edema” という単語があります。ただ，一般の方に伝えるときはやはり “swelling” が伝わりやすいので，こちらを使ったほうがよいでしょう。

ところで，この “swelling” は炎症で腫れているというときも使います。炎症による腫れと，むくみによる腫れは別物だと思いますが，どちらも “swelling” で表すことができます。また，「炎症」は英語で “inflammation” です。みなさんおなじみの「**NSAIDs**」の “I” にあたる部分ですね（非ステロイド性抗炎症薬：**N**on-**S**teroidal **A**nti-**I**nflammatory **D**rugs）。炎症による腫れを強調したいときは “inflammation” も使うと伝わりやすいです。

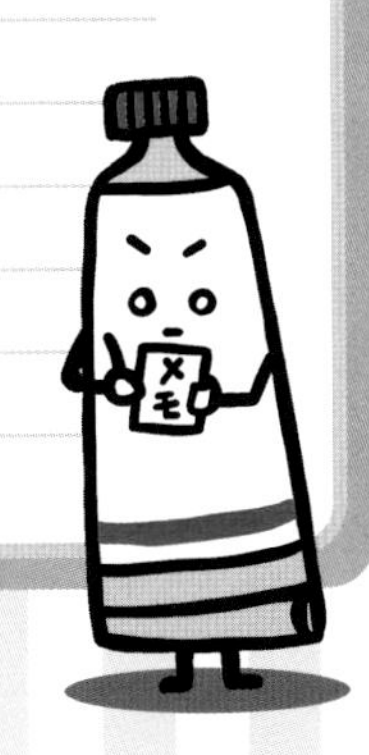

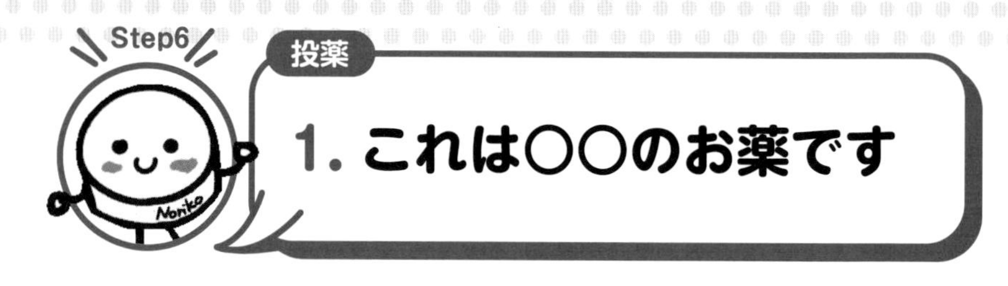

1. これは○○のお薬です

具体的な効能の説明

まずは一番シンプルな表現を学びます。
余裕が出てきたら，第2章に出てくる
より詳しい説明にも挑戦してみましょう

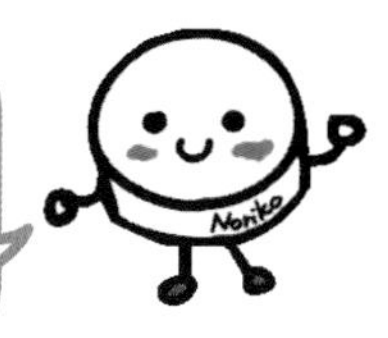

処方された薬が何のための薬なのか説明するとき，いろいろな言い方ができると思いますが，疾患名や症状を表す単語を覚えてしまえば，基本的にはそれを利用した言い方が一番簡単です。

例えば，

「この薬は血圧を下げる効果があります」

と言うより，

「これは血圧の薬です」

と言ったほうが単純ですし，それでも十分伝わりますね。

英語でも詳しい作用機序を伝えるよりも何に効く薬なのかを伝えたほうがわかりやすいこともありますし，伝えるほうとしては英文が簡単なので楽でしょう。

この場合も出だしは同じフレーズが使えます。

This is for ○○.

“for” の後は**疾患名**や**症状**，または**部位**を名詞で入れればいいだけです。Step4で覚えた疾患名や症状を当てはめてみましょう。

「これは熱冷ましです。」　➡　“**This is for** your fever.”
「これは血圧のお薬です。」　➡　“**This is for** your blood pressure.”
「これは心臓のお薬です。」　➡　“**This is for** your heart.”

つまり，「あなたの○○のためのものですよ」となります。もちろん「これは解熱薬です」とそのまま薬効を伝えてもいいのですが，その場合「解熱薬」＝ “antipyretic” を覚える必要があります。

「これは解熱薬です。」　➡　“This is an antipyretic. ”

なんだか堅苦しいですね

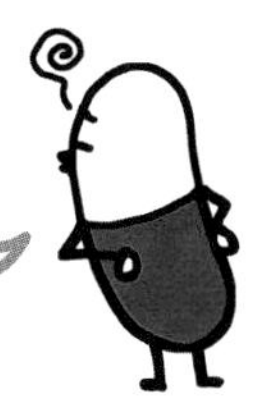

解熱薬をもっと簡単に表現すると “fever reducer” という表現もあるので，そちらを使ってもいいのですが，すべての薬剤に「患者さんに伝わりやすい言い換え単語」があるとは限りません。

というわけで，余裕があればよく使う薬効名は覚えてもいいと思うのですが，疾患名や症状を覚えるだけでも大変ですし，頑張って薬効名を覚えても患者さんには伝わらない可能性があります。それよりも，症状や疾患名で説明する表現に慣れたほうがハードルは下がりますし，これらの単語にたくさん触れることで，症状などの単語も身につきます。

「これは○○のお薬です」の表現

では，テンポよくどんどん当てはめて，表現に慣れましょう。

This is for ○○（疾患名/症状）.

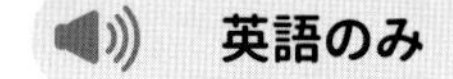

㉔（1-6-1je）

㉔（1-6-1）

❶ これは解熱薬です。
This is for your fever.

❷ これは咳止めです。
This is for your cough.

❸ これは下痢止めです。
This is for your diarrhea.

❹ これは吐き気止めです。
This is for your nausea.

❺ これは口内炎の薬です。
This is for your canker sore.

❻ これはめまいの薬です。
This is for your dizziness.

❼ これは糖尿病の薬です。
This is for your diabetes.

❽ これは狭心症の薬です。
This is for your angina.

●狭心症発作時の薬については頓用のフレーズ（102 ページ）をチェック

❾ これは腰痛の薬です。
This is for your backache.

●腰（背部の下のほう）を強調したい場合は “lower backache” とすると位置がわかりやすい

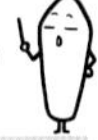

❿ これは神経痛の薬です。
This is for your nerve pain.

⓫ これは花粉症の薬です。
This is for your hay fever.

⓬ これは蕁麻疹の薬です。
This is for your hives.

⓭ これはてんかんの薬です。
This is for your epilepsy.

●てんかんは “seizure” のほうが伝わりやすいこともあります

⓮ これは腎臓の薬です。
This is for your kidneys.

●腎臓は 2 つあるから基本的には複数形で！

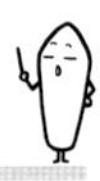

⓯ これは肝臓の薬です。
This is for your liver.

薬であることは明らかなので“medicine”は入れていませんが，丁寧に“This medicine is for ～.”としてももちろんOKです。

また，目の前に患者さんがいることを想定して所有格の“your”を入れていますが，一般的な薬の説明のときは“your”は除き，冠詞が必要な場合は冠詞を追加してください。患者さんが目の前にいないとき，特定の対象の方がいればその代名詞等を入れてください。例えば，

「お子さん（息子さん）の解熱薬です。」➡ “This is for your son's fever.”
「お母様の咳止めです。」➡ “This is for your mother's cough.”
と表現します。

ところで，薬剤名を覚える必要はありませんが，前述の“fever reducer”のように，薬効で表現するとわかりやすい薬や一般的によく知られた言い方をする薬もあります（次の表を参照）。これらは覚えておくと便利です。

薬効で表現する薬剤など

痛み止め	painkiller（analgesic）
解熱薬	fever reducer（antipyretic）
利尿薬	water pill（diuretic）
便秘薬	laxative（constipation medicine）
睡眠薬	sleeping pill（hypnotic）
かゆみ止め	anti-itch medicine（antipruritic）
血液サラサラの薬	blood thinner（抗血栓薬：antithrombotic agent, 抗凝固薬：anticoagulant，抗血小板薬：antiplatelet agent）
経口避妊薬	the pills/birth control pills（oral contraceptives）

※（　）は専門用語やその他の言い方

これらを使うときは単純に，以下のように使います。

「これは痛み止めです。」 ➡ “This is a painkiller.”
「これは便秘薬です。」 ➡ “This is a laxative.”
「これは血液をサラサラにする薬です。」 ➡ “This is a blood thinner.”

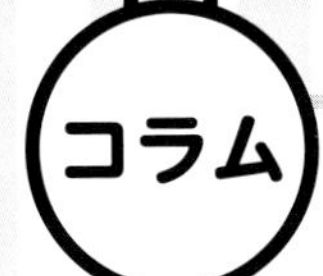

解熱鎮痛薬のあれこれ

アセトアミノフェンは日本では「カロナール®」という商品名が有名ですが，海外では商品名として「タイレノール®(tylenol®)」が有名です。また，英国などのヨーロッパ圏やオーストラリアなどでは「パラセタモール(paracetamol)」という名前で知られています。

また，説明するときも商品名で伝えるとわかりやすいことがあります。例えば，アセトアミノフェンの説明をするときに，「このお薬はタイレノール®と同じ成分です」"This medicine has the same ingredient as tylenol®." と言うと伝わりやすいかもしれません。

「ロキソニン®」で知られるロキソプロフェンは，日本では一般用医薬品として市販されていますが，米国では意外なことに(?)処方箋薬となります(2024年現在)。

一方で，日本では一般用医薬品としては成人からの使用に限定されるイブプロフェンは米国では，一般用でも生後6カ月から使用でき，アセトアミノフェンとともに子どもから幅広く使える解熱鎮痛薬として知られています。また，子どもが飲みやすいようにシロップやチュアブル錠などさまざまな剤形があります。

イブプロフェンは商品名としては「Advil®」や「Motrin®」で知られており，アセトアミノフェンとともに，解熱鎮痛薬としてとてもよく使われる成分なので，こちらも知っておくと便利ですね。

市販で子ども用にイブプロフェンが欲しいと言われた

ら，このように説明しましょう。
「日本では市販薬で子どもに使えるイブプロフェンはありません。お子さんに使う場合は処方箋が必要になります。」
"Ibuprofen is not available over-the-counter for children in Japan. If you want to give it to your child, you will need a prescription."

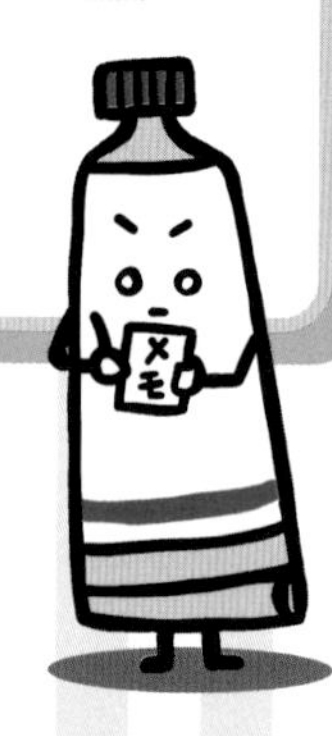

投薬

2. 効能の説明

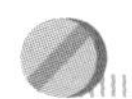

作用を説明してみよう

ここでは，薬がどのように
作用するのかを説明します

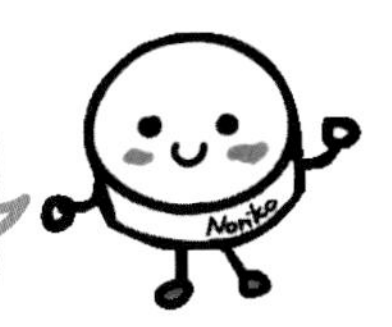

今回は症状を和らげたり改善したりするときの表現です。こちらも動詞でいくつかに分類します。

- **和らげる➡relieve**
- **改善する➡improve**
- **減らす➡reduce**
- **下げる➡lower**
- **上げる／増やす➡increase**

動詞はいくつか使い分けますが，出だしはいつものように統一します。今回は

This medicine will help 作用を表す動詞

を使います。

もちろんもっと単純に

“This medicine 作用を表す動詞（例：This medicine relieves pain.）”

としてもいいのですが，**あえて “will help” を入れる**のには理由があります。

理由① 断定的な言い方だと「必ず効く！」というイメージを持たれやすいが，“will help” を入れることで，柔らかい表現となり「効果が期待できる」というイメージになる

理由② “will help” を入れることで，その後の動詞の変化を考えなくてもよくなる

“will help” がないと，三人称単数の場合，動詞を変化させる必要がありますね。もし **“will help” を使って統一すれば，その後の動詞はすべて原形を当てはめるだけ**なのでここでも機械的に作文ができるようになります。

では，動詞ごとに分けて学びましょう。

「和らげる」の表現

まずは **“relieve”** を使った「不快な症状を和らげる」という表現です。

This medicine **will help relieve** 症状

日本語 ▶ 英語

㉕(1-6-2Aje)

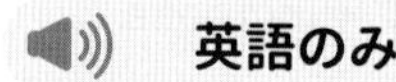
英語のみ

㉕(1-6-2A)

❶ この薬は咳を和らげます。
This medicine **will help relieve** a cough.

❷ この薬は痛みを和らげます。
This medicine **will help relieve** pain.

❸ この薬は鼻水や鼻詰まりを和らげます。
This medicine **will help relieve** a runny nose or a stuffy nose.

❹ この薬は胃の痛みを和らげます。

This medicine **will help relieve** a stomachache.

❺ この薬は胸やけを和らげます。

This medicine **will help relieve** heartburn.

●"heartburn" は「心臓が焼けるような感覚」からきているため，「胸やけ」という日本語とちょっと似ていますね

❻ この薬は頭痛を和らげます。

This medicine **will help relieve** a headache.

❼ この薬はめまいを和らげます。

This medicine **will help relieve** dizziness.

●めまいにもいろいろな表現がありますが，とりあえずは "dizziness" で OK です

❽ この薬はイライラを和らげます。

This medicine **will help relieve** irritability.

❾ この薬は気分の落ち込みを和らげます。

This medicine **will help relieve** depression.

❿ この薬は緊張や不安を和らげます。

This medicine **will help relieve** stress and anxiety.

⓫ この薬は（さまざまな）風邪症状を和らげます。

This medicine **will help relieve** cold symptoms.

●OTC の風邪薬は配合成分が多いのでこのような表現が使いやすい

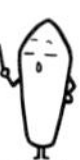

⑫ この薬はかゆみを和らげます。

This medicine **will help relieve** itching.

⑬ この薬はむくみ（腫れ）を和らげます。

This medicine **will help relieve** swelling.

●むくみや炎症による腫れとは厳密には異なりますが，一般的には "swelling" が伝わりやすい単語です

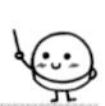

⑭ この薬はつわりを和らげます。

This medicine **will help relieve** morning sickness.

●つわりは朝だけではありませんが，朝に起きやすいため一般的には "morning sickness" が使われます〔つわり（妊娠悪阻）の医学的な表現は "pregnancy nausea"〕

和らげるという動詞は "relieve" よりも簡単な "ease" を使うこともできます。この2つには微妙なニュアンスの違いはありますが，医療で使うには "relieve" のほうが汎用性が高いため，ここでは "relieve" に統一しています。しかし "relieve" は日本人が発音を苦手とする「R」と「L」の入った単語のため，もし「発音しにくい」「ややこしい」ということなら "ease" を使っても問題なく伝わります。

他にも似たような表現として，"improve" "alleviate" "help" "make it better" "soothe" などもあります。余裕のある方はさまざまな動詞を使って表現してみてください。

「改善する」の表現

"improve" を使った主に「機能を改善する」という表現です。

これといった症状よりも，漠然と機能を回復すると説明したいときに便利な表現です

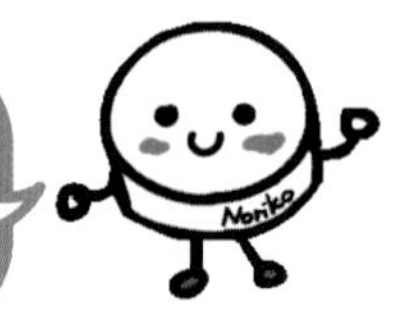

This medicine **will help improve** 症状

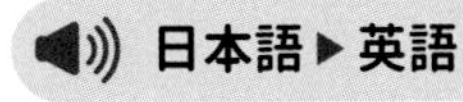

㉖(1-6-2Bje)

英語のみ

㉖(1-6-2B)

❶ この薬は息苦しさ(呼吸機能)を改善します。
This medicine **will help improve** breathing.

❷ この薬は消化機能を改善します。
This medicine **will help improve** digestion.

●消化を助ける薬のことを "digestive aid" ということもあります

❸ この薬は血流を改善します。
This medicine **will help improve** blood circulation.

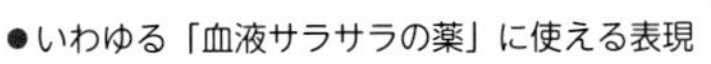

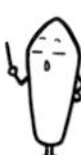

❹ この薬は肝機能を改善します。
This medicine **will help improve** liver function.

❺ この薬は甲状腺機能を改善します。
This medicine **will help improve** thyroid function.

❻ この薬は心臓の機能を改善します。
This medicine **will help improve** heart function.

●「臓器の機能」は "臓器+ function" で他の臓器にも応用できます

「減らす」の表現

“**reduce**” を使った「症状を減らす／少なくする」という表現です。

This medicine **will help reduce** 症状

日本語▶英語

㉗(1-6-2Cje)

英語のみ

㉗(1-6-2C)

❶ この薬は熱を下げます。

This medicine **will help reduce** fever.

❷ この薬は炎症を減らします。

This medicine **will help reduce** inflammation.

●NSAIDsの説明で使えるフレーズ。解熱鎮痛薬としてよく使われる「カロナール®」（アセトアミノフェン）には抗炎症作用がないのは有名

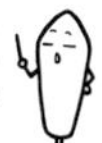

❸ この薬はむくみを減らします。（利尿薬など）

This medicine **will help reduce** swelling.

❹ この薬はアレルギー反応を減らします。

This medicine **will help reduce** allergic reactions.

❺ この薬は排尿の頻度（トイレに行く回数）を減らします。（過活動膀胱治療薬）

This medicine **will help reduce** the frequency of urination.

❻ この薬は胃酸の量を減らします。

This medicine **will help reduce** the amount of acid in your stomach.

⑦ この薬は尿酸が作られる量を減らします。
This medicine **will help reduce** the production of uric acid.

● 痛風治療薬は尿酸産生を減らす薬と尿酸排泄を促進する薬とで使い分けされることが多いですね

⑧ この薬は発汗を減らします。
This medicine **will help reduce** sweating.

● 保険が適用される多汗症の薬が増え，治療の選択肢も増えています

⑨ この薬は心臓への負担を減らします。
This medicine **will help reduce** the strain on the heart.

● 血圧を下げたり脈拍数を減らしたりするβ遮断薬や，余分な血流量を減らす利尿薬などで心臓の負担を減らせるね

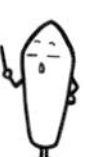

⑩ この薬は腎臓への負担を減らします。
This medicine **will help reduce** the strain on the kidneys.

● 最近では糖尿病治療薬の SGLT2 阻害薬が心臓，腎臓保護作用で注目されていますね

「下げる」の表現

“**lower**” を使った「数値を下げる」という表現です。

This medicine **will help lower**
主に数値に関係する症状

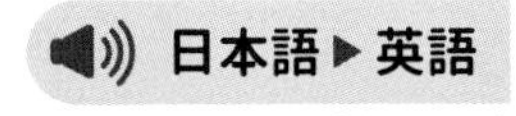

㉘ (1-6-2Dje)

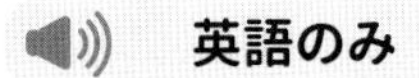

㉘ (1-6-2D)

❶ この薬は血圧を下げます。

This medicine **will help lower** blood pressure.

❷ この薬は眼圧を下げます。

This medicine **will help lower** eye pressure.

●緑内障の治療といえばまずは眼圧を下げる点眼薬の治療が一般的

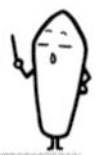

❸ この薬は血糖値を下げます。

This medicine **will help lower** blood sugar levels.

❹ この薬は尿酸値を下げます。

This medicine **will help lower** uric acid levels.

●高尿酸血症は痛風の原因で知られていますが，腎障害や尿路結石の原因にもなるので注意が必要です

❺ この薬は悪玉コレステロールの値を下げます。

This medicine **will help lower** LDL cholesterol levels.

❻ この薬は中性脂肪の値を下げます。

This medicine **will help lower** triglyceride levels.

❼ この薬はリンの値を下げます。

This medicine **will help lower** phosphorus levels.

❽ この薬はカリウムの値を下げます。

This medicine **will help lower** potassium levels.

●腎機能が低下しているとリンやカリウム値が上がって治療が必要になることが多いですね

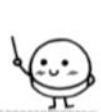

❾ この薬は心拍数を減らします。
This medicine **will help lower** heart rate.

●心拍数を減らす薬としてはβ遮断薬やコララン®（イバブラジン）などがある

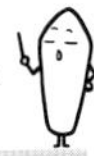

「増やす」の表現

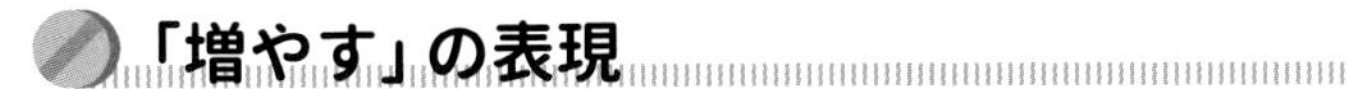

“**increase**” を使った「数値を上げる」という表現です。

This medicine **will help increase**
主に数値に関する症状

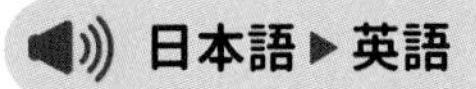

㉙ (1-6-2Eje)

㉙ (1-6-2E)

❶ この薬は血圧を上げます。
This medicine **will help increase** blood pressure.

●降圧薬に比べて昇圧薬は数が少なく代表的なお薬はリズミック®（アメジニウムメチル硫酸塩）があります

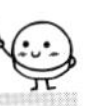

❷ この薬はカリウムの値を上げます。
This medicine **will help increase** potassium levels.

●カリウム値は低くても問題で，利尿薬や，漢方に多く含まれる甘草は低カリウム血症の原因になることがある

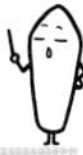

❸ この薬はカルシウムの値を上げます。
This medicine **will help increase** calcium levels.

❹ この薬は鉄の値を上げます。
This medicine **will help increase** iron levels.

❺ この薬は骨密度を上げます。

This medicine **will help increase** bone density.

❻ この薬は血糖値を上げます。(低血糖時グルカゴン)

This medicine **will help increase** blood sugar levels.

●グルカゴンは，以前は注射薬のみでしたが，バスクミー® 点鼻薬が発売されて携帯が可能になりました

❼ この薬は膀胱が溜められる尿の量を増やします。(β_3受容体作動薬)

This medicine **will help increase** the amount of urine your bladder can hold.

今回は "This medicine will help＋作用を表す動詞" でまとめましたが，口語ではもう少し簡単な表現として "This helps with your ○○" で「○○用のお薬です」といった表現も可能です。例えば，「これは痛みを和らげます」➡ "This helps with your pain." のようになります。すでに取り上げた "This is for your ○○." と似た表現ですね。

\Tip!/

検査値の数値は "検査項目＋levelまたはreading" で表現できます。このとき，特定の検査結果の値を確認するときは単数形の "level/reading" を使いますが，過去のいくつもの検査結果についてや，一般的な概念の話をするときは "levels/readings" と複数形にします。とはいえ，どちらでも十分伝わりますので，判断が難しい場合はあまり気にしなくてもよいでしょう

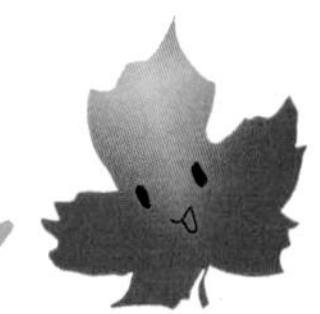

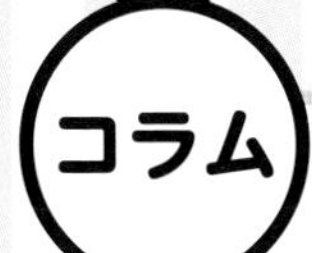

“help＋動詞”は動詞が続くけどいいの？

動詞の後に動詞が続くとき，to 不定詞または動名詞 となるのが一般的ですよね。だから “This medicine will help to relieve your pain.”（この薬は痛みを和らげるのに役立ちます）となるのですが，この “to” は省略することができます。つまり，“This medicine will help relieve your pain” となります。

“help” は特殊な動詞で，同じように “to” 以外にもO（人などの目的語）を省略したりもします。ここでは詳しい文法については触れませんが，気になる方はぜひ調べてみてください。

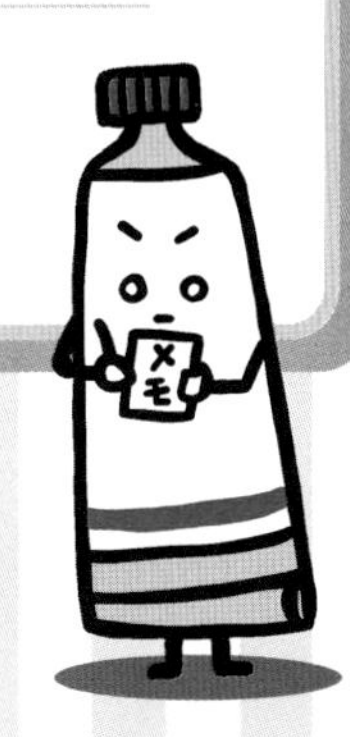

3. 基本の頓用表現

頓用の説明をしてみよう

では，頓用の表現について学びましょう。
頓用とは，必要時に使用する用法です

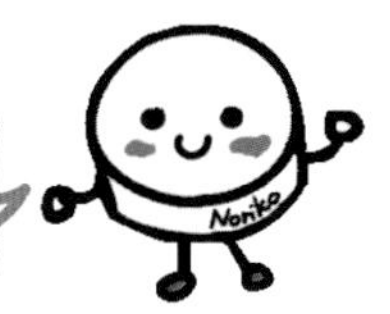

内用薬は「頓用」より「頓服」と言うことが多いかもしれないですね。

「必要時に」は，英語では **“as needed”** と言います。すでに薬の説明が終わっていて，「必要に応じて服用してください」と言いたいときは

Take the medicine as needed.

となります。

頓用表現（内用薬）

では，具体的な症状を入れて頓用表現を学びましょう。まずは内用薬です。

フレーズは基本的な用法用量表現とほぼ同じですが，服用タイミングのところに症状を当てはめます。

「薬を（用量）飲んでください，症状があるときに」➡ **“Take** 薬（用量）**when you have** 症状.” の順番でフレーズを作ります。“have” を使うので，いままでどおり “have” の後に症状を付け加えるだけです。

Take 薬（用量）**when you have** 症状.

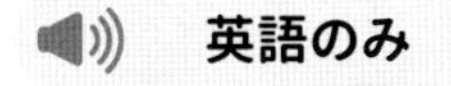

日本語▶英語 
㉚(1-6-3Aje)

英語のみ 
㉚(1-6-3A)

❶ 痛みがあるときに1錠服用してください。
Take 1 tablet **when you have** pain.

❷ 頭痛がするときに1錠服用してください。
Take 1 tablet **when you have** a headache.

❸ 片頭痛が起きたら1錠服用してください。
Take 1 tablet **when you have** a migraine.

● 片頭痛の薬は普通の頭痛では気軽に使わないようにする。使い分けが重要

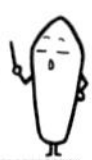

❹ 熱が出たときに2錠服用してください。
Take 2 tablets **when you have** a fever.

❺ 咳が出るときに2錠服用してください。
Take 2 tablets **when you have** a cough.

❻ 咳がひどいときに3錠服用してください。
Take 3 tablets **when you have** a severe cough.

❼ 胃が痛むときに1錠服用してください。
Take 1 tablet **when you have** a stomachache.

❽ 腹痛があるときに1錠服用してください。
Take 1 tablet **when you have** abdominal pain.

● 胃腸痙攣の痛みに使用するブチルスコポラミンなどで使えそうなフレーズです

⑨ 吐き気があるときに1錠服用してください。
Take 1 tablet **when you have** nausea.

⑩ 発作が起きたら1錠服用してください。
（すでに発作の説明をしてある場合のフレーズ）
Take 1 tablet **when you have** an attack.

⑪ パニック発作が起きたら1錠服用してください。
Take 1 tablet **when you have** a panic attack.

⑫ 気持ちが落ち込んでいるときに1錠服用してください。
Take 1 tablet **when you have** depression.

⑬ 不安を感じるときに1錠服用してください。
Take 1 tablet **when you have** anxiety.

⑭ 便秘のときに寝る前に2錠服用してください。
Take 2 tablets before bed **when you have** constipation.

⑮ 下痢をしているときに1カプセル服用してください。
Take 1 capsule **when you have** diarrhea.

⑯ 足がつったら1包服用してください。
Take 1 packet **when you have** a leg cramp.

●足のつりによく処方される芍薬甘草湯は即効性があることで有名ですね

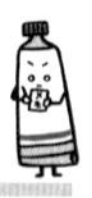

⑰ 熱が38.5度以上のときに1錠服用してください。
Take 1 tablet **when you have** a fever over 38.5 degrees.

●薬剤師対象のアンケートで，医師からの指示として最も多かったため「38.5 度以上」としていますが，実際は必要に応じてもっと低い熱でも解熱剤を用います

⑱ 低血糖のときはブドウ糖を服用してください。
Take some glucose **when you have** low blood sugar.

●αグルコシダーゼ阻害薬服用中は糖の補給はブドウ糖に限られているので注意ですね

⑲ 1回1錠，片頭痛の予兆を感じたら服用してください。（エルゴタミン製剤）
Take 1 tablet **when you have** the first sign of a migraine.

●トリプタン系薬は予兆ではなく発作が起きてからの服用なので，タイミングの違いに注意です

⑳ 眠れないときに1錠服用してください。
Take 1 tablet when you can't sleep.

㉑ 必要に応じて1錠服用してください。
Take 1 tablet as needed.

頓用表現（外用薬）

では，外用薬の表現です。外用薬も動詞を変えるだけで同じように表現します。

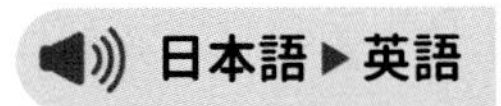

㉛（1-6-3Bje）

英語のみ

㉛（1-6-3B）

❶ 喘息発作が起きたら／息苦しいときに1回吸入してください。（β刺激薬などの喘息発作治療薬）
Take 1 puff **when you have** an asthma attack/difficulty breathing.

❷ 痛みがひどいときに坐薬を1つ使用してください。
Use 1 suppository **when you have** severe pain.

❸ 熱が38.5度以上のときに坐薬を1つ使用してください。
Use 1 suppository **when you have** a fever over 38.5 degrees.

❹ 目がかゆいときに目薬をさしてください。
Apply the eyedrops **when you have** itchy eyes.

●アレルギー症状がひどいときだけステロイド点眼薬を使うように指示されることもあります。ステロイド点眼薬は緑内障の原因になるため使いすぎには注意ですね

❺ 肌がかゆいときに軟膏を塗ってください。
Apply the ointment **when you have** itchy skin.

❻ 鼻詰まりがあるときにそれぞれの鼻孔（鼻）に1回噴霧してください。
Spray once into each nostril (nose) **when you have** a stuffy nose.

●多くの OTC の点鼻薬に含まれる血管収縮薬のナファゾリンやテトラヒドロゾリンは即効性があるが，使いすぎると返って症状を悪化させることがあるので注意！

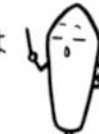

❼ 必要に応じて使用してください。
Use as needed.

上限の説明

次に，頓用における上限を表す表現についてです。すでに出てきていますが，上限を表すときは "**up to ～**" を使います。

You can take (use) 薬 **up to** 用量/回数.

「最大で1日どれくらい服用（使用）してもいいですか？」
"What's the maximum daily use?"

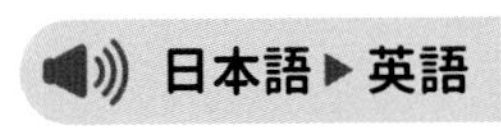

㉜（1-6-3Cje）

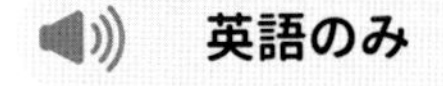

㉜（1-6-3C）

❶ この薬は1日3回まで服用できます。
You can take this medicine **up to** 3 times a day.

❷ この薬は1日2錠まで服用できます。
You can take this medicine **up to** 2 tablets a day.

❸ この薬は1日2枚まで使用できます。（ロコア®テープなど）
You can use this medicine **up to** 2 patches a day.

●ロコア®テープは外用薬でありながら，内服薬と同等の効果があるため上限がある

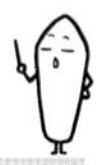

❹ この吸入は1日12回まで使用できます。（シムビコート®）
You can use this inhaler **up to** 12 times a day.

●これはシムビコート®の最大量ですが維持量，頓用を合わせた一時的な最大量です

❺ この薬は1回で最大2錠まで服用できます。（1回量の上限）
You can take this medicine **up to** 2 tablets at once.

❻ 3回使用しても症状が改善しない場合は受診してください。
If the symptom does not improve even after 3 doses, see your doctor.

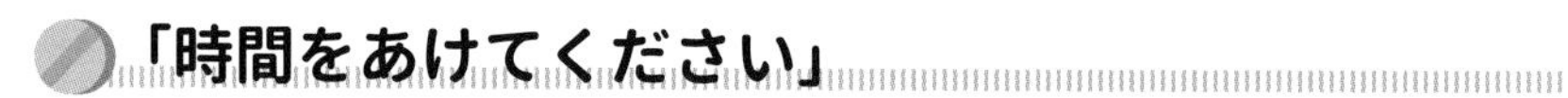

「時間をあけてください」

上限だけでは続けて使い過ぎてしまうことがあるので，間隔をあけるように伝えましょう

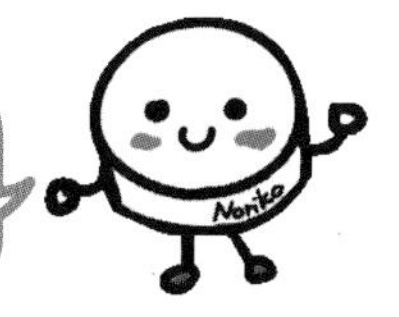

「服用（使用）には少なくとも◯時間は間隔をあけてください」は，

Wait at least ◯ hours **between doses.**

となり，“Take them at least ◯ hours apart.” という表現もよく使われます。

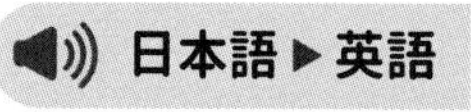

㉝（1-6-3Dje）

㉝（1-6-3D）

❶ 服用は少なくとも4時間は間隔をあけてください（同じ薬を続けて飲みたいとき）。
Wait at least 4 hours **between doses.**

●解熱薬などでよくこんな指示がありますね

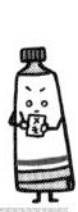

❷ 使用は少なくとも5分はあけてください（目薬など）。
Wait at least 5 minutes **between doses.**

❸ これらの薬は同時に服用せず，少なくとも2時間は時間をあけて服用してください（相互作用があるため時間をあけたほうがいいとき）。
Do not take these medicines at the same time and **wait at least** 2 hours **between doses.**

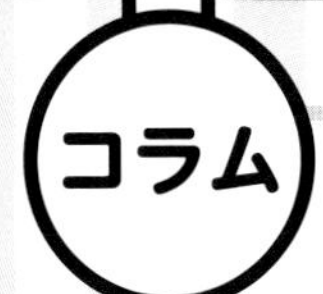

温度について

日本では°C（摂氏）を使いますが，米国やカナダなど一部の地域では°F（華氏）が使われています。

この数値にはかなりの差があり，例えば摂氏38°Cは華氏では100.4°Fになります。100度越えはびっくりしてしまいますね。37.8°Cを超えると，華氏では100°Fを超えるので目安として100度を超えていると言われたらなかなかの熱があると判断ができると思います。

患者さんが華氏表記の体温計しか持っていないということもあるので，前項の頓用のフレーズを華氏について説明するとこのように言えます。

「摂氏38.5度を超えたら1錠服用してください。華氏では101.3度になります。」

“Take one tablet when you have a fever over 38.5 degrees Celsius. In Fahrenheit, it is 101.3 degrees.”

身長や体重も単位が異なることがあるので，「あれ？」と思ったら単位を確認しないといけません。

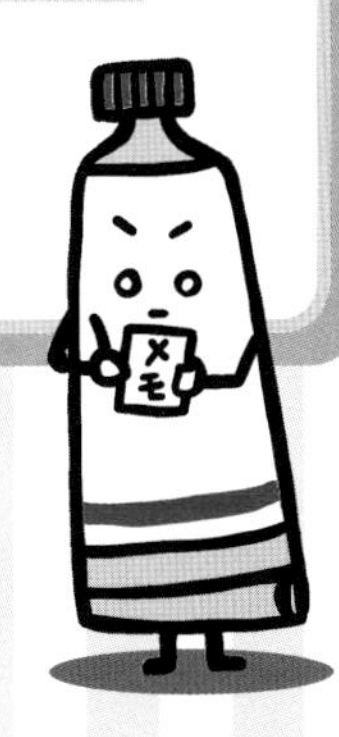

4. 副作用の説明

副作用の説明をしてみよう

副作用の表現は色々ありますが，今回もできるだけ簡単な表現で学びましょう

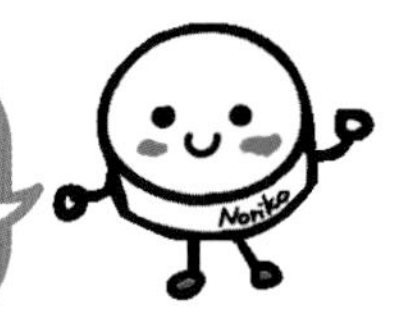

医療英語の書籍などでは次のような表現が多いです。

“This medicine may make you drowsy.”

「眠くなるかもしれません(薬があなたを眠くさせるかもしれません)。」

これは，**「〇〇させる」という使役の “make” を使った表現**です。

ビギナーさんのなかには「使役」の使い方に慣れていない方もいるかもしれません。また，こちらは名詞ではなく形容詞の “drowsy” を使っていますね。

また新しいフレーズや単語を覚えるのも面倒なので，ここでもいままで使ってきた**名詞**を使ってみましょう。

This medicine may cause 症状.

“This medicine may **cause** drowsiness.”

「この薬は眠気を**引き起こす**かもしれません。」という表現です。

「使役」よりは簡単だね！

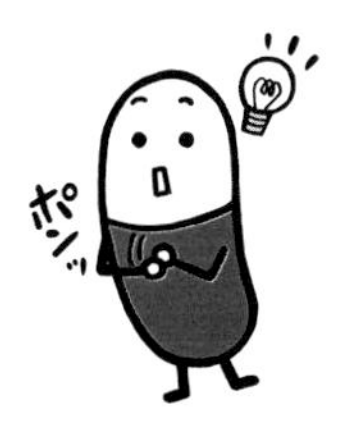

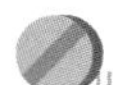 “have”を使った表現

“**cause**” ではなく，いままで使ってきた “**have**” でも同じように表現できます。つまり，「○○のような症状が出るかも知れません。」となります。できるだけ表現は統一したほうがとっさのときに使いやすいので，今回も “**have**” を使ってフレーズを作っていきましょう。

You may have 症状.

日本語▶英語
㉞（1-6-4Aje）

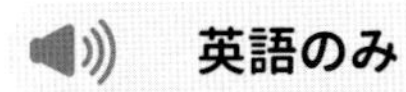
英語のみ

㉞（1-6-4A）

❶ 眠気が出ることがあります。
You may have drowsiness.

●抗ヒスタミン薬といえば！　ほかにも眠気が出る薬は多いので出番の多いフレーズです

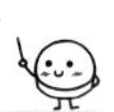

❷ めまいを起こすことがあります。
You may have dizziness.

❸ 吐き気や嘔吐が出ることがあります。
You may have nausea or vomiting.

●オピオイド系薬の代表的な副作用。❽の便秘もあるね

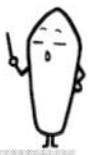

❹ 胃の不快感が出ることがあります。

You may have an upset stomach.

●“upset stomach” は消化器系のさまざまな症状を含めることができて便利です

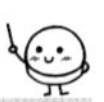

❺ 胃が痛むことがあります。

You may have a stomachache.

❻ 口の中が乾くことがあります。

You may have dry mouth.

●抗コリン作用のある薬で注意したいことですね

❼ 下痢になることがあります。

You may have diarrhea.

❽ 便秘になることがあります。

You may have constipation.

❾ 動悸がすることがあります。

You may have palpitations.

●喘息薬のβ作用薬で伝えたい副作用。ほかにも副作用としてみとめられる
「手の震え」は “hand tremors” です

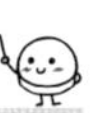

❿ 咳が出ることがあります。

You may have a cough.

●咳は ACE 阻害薬の代表的な副作用。これをあえて誤嚥予防に利用することもありますね

⓫ 低血糖を起こすことがあります。

You may have low blood sugar.

⑫ 低血圧になることがあります。（血圧が下がり過ぎることがある）
You may have low blood pressure.

⑬ むくみが出ることがあります。
You may have swelling.

⑭ 頻尿になることがあります。（利尿効果）
You may have frequent urination.

●利尿薬やSGLT2阻害薬などの注意喚起に使えそう

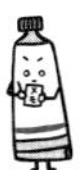

⑮ かぶれることがあります。
You may have a rash.

⑯ 塗った（貼った）場所がヒリヒリするかもしれません。
You may have a burning sensation in the applied area.

●タクロリムス軟膏など，はじめはヒリヒリ感が出やすいので伝えておきたい症状です

これらの英文はもちろん “You may have ～ .” を “**This medicine may cause** ～ .” に置き換えてもよいでしょう。

形容詞を使った表現

形容詞を使った表現の例はこちらです。“may” を使っているので動詞の変化もなく形容詞も比較的簡単なのでこちらも覚えておくと便利です。

日本語▶英語

㉟（1-6-4Bje）

英語のみ

㉟（1-6-4B）

❶ しみることがあります。（目にしみる，傷にしみる）
You may feel burning.

❷ かゆみが出ることがあります。

You may feel itchy.

❸ 眠くなることがあります。

You may feel sleepy/drowsy.

❹ ふらつくことがあります。

You may feel dizzy.

❺ 喉が渇くことがあります。

You may feel thirsty.

❻ 便秘になるかもしれません。

You may become constipated.

どんな副作用が出るかを伝えるだけでは対応としては不十分ですね。副作用が出たときにどうすればよいのかは薬によって異なりますが，具体的な対応法については第2章-8（172ページ）で学びます。

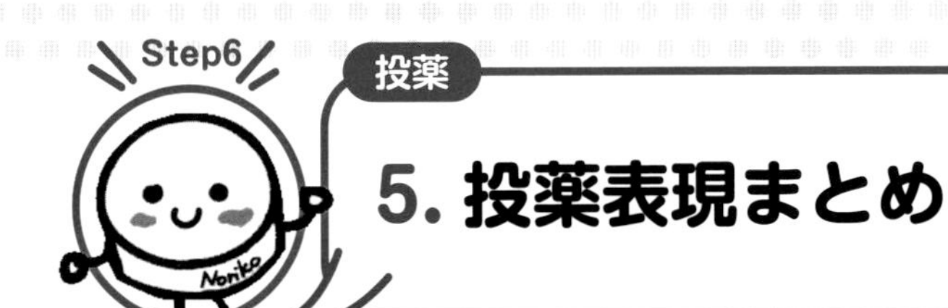

投薬の説明をしてみよう

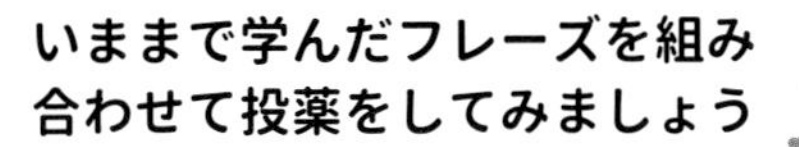

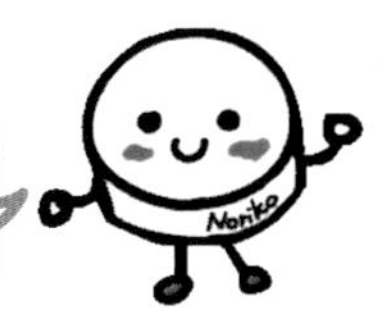

さまざまなシチュエーションに対応するためにはまだまだフレーズが足りませんが，一般的な投薬はいままでの学びで，ある程度対応することができます。

…とその前に，基本の用法用量などは学びましたが，いきなりそこから話し始めるわけにはいかないので，その他の使えるフレーズについて学びます。

基本のフレーズ

まずは出だしの自己紹介と基本フレーズについてです。

日本語▶英語 ㊱(1-6-5Aje)

英語のみ ㊱(1-6-5A)

❶ 薬の準備ができました。

Your medicine is ready./Your prescription is ready.

● "prescription" は「処方箋」という意味のほかに「処方箋薬」，つまり薬そのものを意味することがあり，処方箋薬の準備ができたときは "prescription is ready" のほうが自然です

❷ こんにちは。薬剤師の鈴木です。

Hello, My name is Suzuki. I'm your pharmacist today.

❸ いくつか質問させていただいてよろしいですか？

Do you mind if I ask you some questions?

❹ これはあなたの薬ですか?（ご本人ですか？）

Is this prescription for you?

❺ お名前と生年月日をお伺いしてもよろしいですか？（本人確認を徹底したいとき）

Can I confirm your name and date of birth, please?

❻ 症状についてお伺いしてもよろしいでしょうか？（丁寧な言い方）

May I ask about your symptoms?

❼ どんな症状がありますか？（シンプルな言い方）

What symptoms do you have?

❽ 今日は2種類の薬が出ています。

You have 2 kinds of medicines today.

❾ 今日は前回と同じ薬です。

You have the same medicine(s) today as last time.

❿ 今日は追加の薬が出ています。

You have an additional medicine today.

⓫ 今日は（前回より）薬の種類が増えました。

You have more kinds of medicine today than last time.

⓬ 今日は（前回より）薬の種類が減りました。

You have fewer kinds of medicine today than last time.

⑬ 前回よりも用量が増えました。
The dosage has been increased from the last time.

⑭ 前回よりも用量が減りました。
The dosage has been reduced/decreased from the last time.

⑮ 用量が5mgから10mgに増えました。
The dosage has been increased from 5 mg to 10 mg.

⑯ 用量が10mgから5mgに減りました。
The dosage has been reduced from 10 mg to 5 mg.

⑰ 痛みの具合はいかがですか？
How is your pain?

⑱ これで5日分です。
These are for 5 days.

⑲ それは良かったですね。（改善が見られたとき）
That's good to hear.

⑳ それは大変ですね。
I'm sorry to hear that.

㉑ それは心配ですね。
You must be worried.

㉒ それはつらいですね。
It must be hard for you.

㉓ 早く良くなるといいですね。
I hope you feel better soon.

㉔ 薬が効くといいですね。
I hope the medicine works.

㉕ 安定しているようなので，引き続きこちらの薬を続けてください。
Since it seems stable, please continue with this medicine.

㉖ 次の受診まで，この薬で様子を見てみましょう。
Let's monitor your condition with this medicine until your next appointment.

㉗ お大事に。／お気をつけて。
Take care.

受付やお会計等は第3章で学びます。

具体的な投薬の例を見てみよう

さあ，それではここで具体的な例を見てみましょう。英語話者の音声はあえてノーマルスピードとなっていますので，リスニングにも挑戦してみてください。

投薬1（アレルギー症状）

オロパタジン塩酸塩錠 5mg　1回1錠 1日2回 朝夕食後 14日分

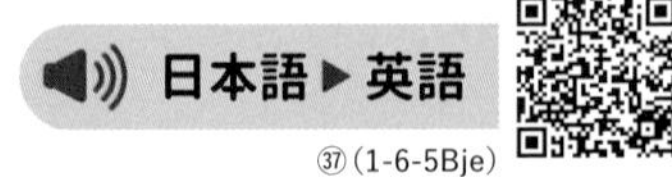

㊲ (1-6-5Bje)

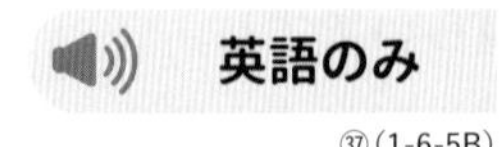

㊲ (1-6-5B)

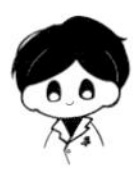

スミスさん。
薬の準備ができました。
Mr. Smith.
Your prescription is ready.

こんにちはスミスさん。
薬剤師の佐藤です。
Hello Mr. Smith.
My name is Sato. I'm your pharmacist today.

必要に応じて本人確認などのフレーズを入れてください。

---------------------------ここまでほぼ共通-------------------------------

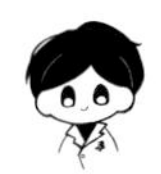

いくつか質問させていただいてよろしいですか？
Do you mind if I ask some questions?

Sure.
はい。

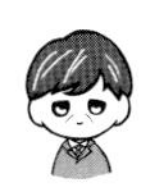

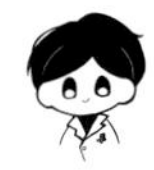

今日はどんな症状がありますか？
What symptoms do you have today?

I've been experiencing intense itching, especially at night.
The doctor said it's probably hives.
最近，特に夜になるとかゆみが出て我慢できないんです。
医師から蕁麻疹だろうと言われました。

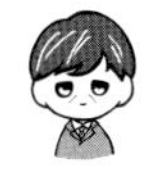

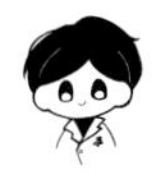

それは大変でしたね。
今日はアレルギーの薬が出ました。
I'm sorry to hear that.
You have an allergy medicine today.

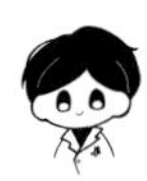

この薬は蕁麻疹などのアレルギーの症状を和らげます。
This medicine will help relieve allergy symptoms like hives.

いま他に飲んでいる薬はありますか？
Are you currently taking any other medicines?

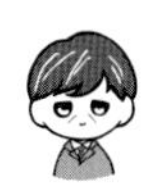

No. I'm not.
いいえ。ありません。

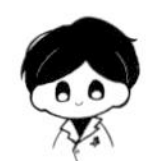

1回1錠1日2回，朝夕の食後に服用してください。
Please take one tablet twice a day after breakfast and dinner.

眠気が出ることがあるのでご注意ください。
You may have drowsiness, so please be cautious.

運転はされますか？
Do you drive?

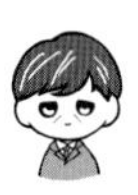

いいえ。しません。
No, I don't.

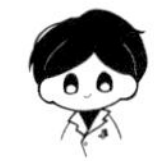

薬が効くといいですね。
I hope the medicine works.

お大事に。
Take care.

投薬2（風邪）

アセトアミノフェン錠 300mg　1回1錠 1日3回 毎食後 3日分
コデインリン酸塩錠 5mg　咳が出るとき1回4錠 10回分

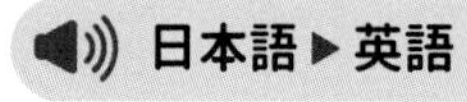

㊳（1-6-5Cje）

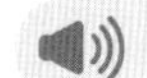

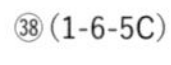

㊳（1-6-5C）

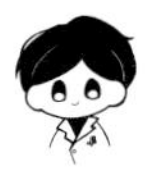

お風邪ですか？（処方内容から予測）
Do you have a cold?

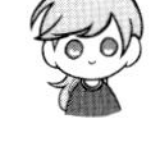

Yes, I have a sore throat, fever, and cough. I thought I might have the flu, so I came in for a checkup. But the flu test came back negative.
はい，そうなんです。
喉の痛みと熱，あと咳があります。
インフルエンザかもしれないと思って受診したのですが，インフルエンザの検査は陰性でした。

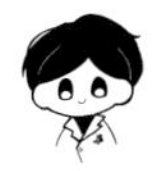

そうですか。
いくつか質問させていただいてよろしいですか？
I see.
Do you mind if I ask you some questions?

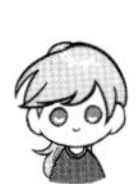

Sure.
はい。

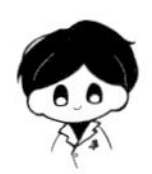

いま他に飲んでいる薬はありますか？
Are you currently taking any other medicines?

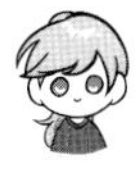

No. I'm not
いいえ。ありません。

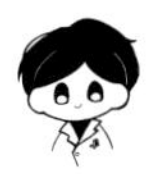

薬にアレルギーはありますか？
Are you allergic to any medicines?

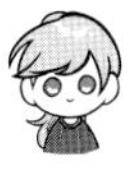

No.
いいえ。

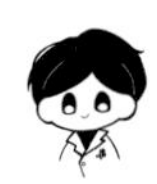

喘息はありますか？
Do you have asthma?

No.
いいえ。

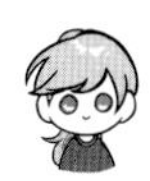

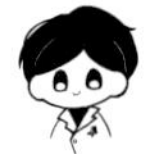

今日は2種類の薬が出ています。
You have two kinds of medicines today.

こちらの薬は喉の痛みを和らげ，熱を下げます。
1回1錠1日3回毎食後服用してください。
This medicine will help relieve your sore throat and reduce your fever.
Please take one tablet three times a day after each meal.

3日分になります。
These are for three days.

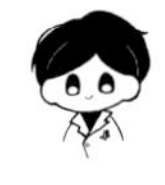

そしてこちらは咳止めです。
咳が出るときに4錠服用してください。
1日3回まで服用できますが，それぞれ少なくとも4時間はあけて服用してください。
And this is for your cough.
Please take 4 tablets when you have a cough.
You can take them up to 3 times a day but wait at least 4 hours between doses.

Do they have any side effects?
何か副作用などはありますか？

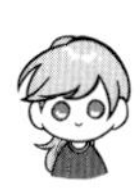

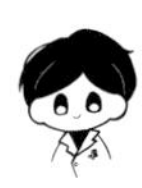

眠気が出たり便秘になったりすることがあります。
(haveを使った場合)
You may have drowsiness or constipation.
(形容詞でより自然に表現した場合)
This medicine may make you drowsy or constipated.

副作用で生活に支障が出るようでしたら服用を中止してください。
Stop the medicine if the side effects start affecting your daily life.

他に何か質問はありますか？
Do you have any other questions?

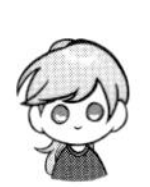

No, I don't.
いいえ，ありません。

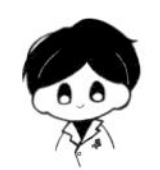

お大事に。
Take care.

投薬3（膝痛）

ロコア®テープ 28枚　1日1回両膝に貼付（1日2枚まで）14日分

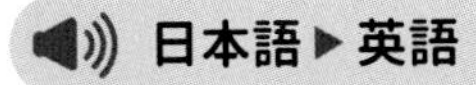

㊴（1-6-5Dje）

英語のみ

㊴（1-6-5D）

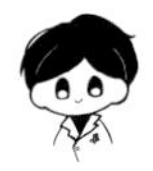

膝の痛みですか？（処方箋から予測）
Do you have pain in your knees?

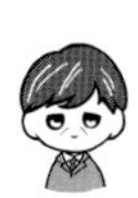

Yes, my knees have been hurting lately and I can't even bend them. The doctor said he'd prescribe stronger pain relief patches for me.
はい，最近痛くて曲げられなくて。先生が強めの貼り薬を出してくれると言っていました。

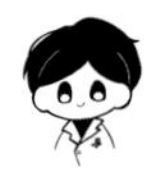

今日は貼り薬が出ています。
You have some patches today.

いくつか質問させていただいてよろしいですか？
Do you mind if I ask some questions?

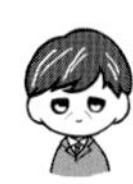

Not at all.
どうぞ。

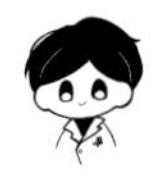

いま何か服用している薬はありますか？
Are you currently taking any medicines?

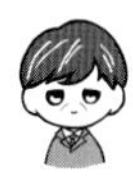

No, I'm not.
いいえ。ありません。

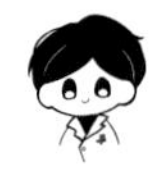

薬にアレルギーはありますか？
Are you allergic to any medicines?

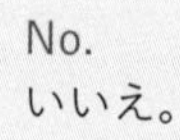

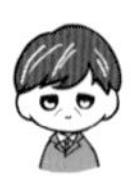

No.
いいえ。

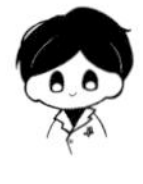

消化性潰瘍や喘息はありますか？
Do you have peptic ulcers or asthma?

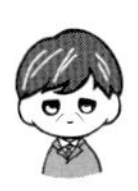

No, I don't.
いいえ，ありません。

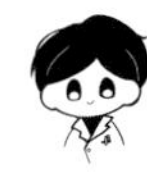

この薬は痛みと炎症を和らげます。
This medicine will help relieve pain and inflammation.

1日1回痛いところに貼ってください。
こちらは1日2枚まで使用することができますが，それ以上は使用しないようにしてください。
Please apply to the painful area once a day.
You can use it up to 2 patches a day but no more than that.

何か質問はありますか？
Do you have any questions?

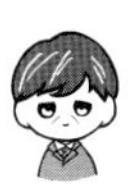

Can I take the painkillers I have at home?
家にある痛み止めも飲んでいいですか？

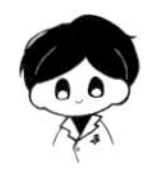

いいえ，このテープ剤を使っている間は医師の指示なしに他の痛み止めは服用しないでください。
No, while using this patch, do not take other painkillers without a doctor's advice.

お大事に。
Take care.

投薬4（用量の変更）

前回の処方
　ピタバスタチンカルシウム錠 2mg　1回1錠 1日1回 朝食後 30日分
今回の処方
　ピタバスタチンカルシウム錠 1mg　1回1錠 1日1回 朝食後 30日分

日本語▶英語 
㊵（1-6-5Eje）

英語のみ 
㊵（1-6-5E）

薬の用量が減っていますね。
何か検査をされましたか？
Your dosage has been reduced.
Did you have any tests?

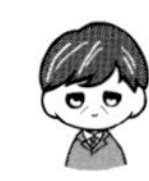

Yes. I recently had a blood test, and because my test results had improved, the doctor mentioned that he would be reducing my medication dosage.
はい。先日血液検査をしたら数値が改善していたので薬の量を減らすと言われました。

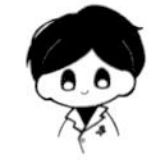

そうですか。用量が2mgから1mgに減量となっています。
錠数は以前と変わらず，1回1錠服用してください。
I understand. The dosage has been reduced from 2mg to 1mg.
Please continue taking 1 tablet at a time, as before.

（以前は1mgを2錠で調剤していた場合）
いままでは1回2錠服用されていましたが，これからは（明日から）1回1錠服用してください。
Before, you were taking 2 tablets at a time, but starting tomorrow please take 1 tablet at a time.

お大事に。
Take care.

投薬内容はあくまで一例です。簡単なダイアログとして作成していますので，理想的な服薬指導というわけではありません。服薬指導は患者さんによりさまざまだと思いますので，必要に応じて色々なフレーズを組み合わせてみてください。

第2章

投薬時の英語フレーズ（中級編）

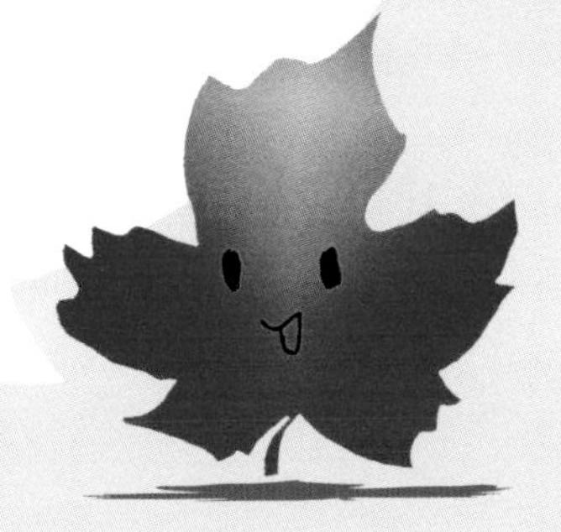

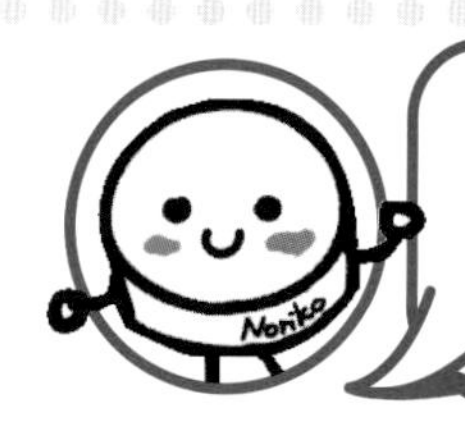

1. 用法用量・応用編

知っておきたい用法用量の表現

基本的な用法用量の表現は第1章で学びましたが，それだけでは心もとないですよね。ここでは知っておきたいその他の用法用量の表現について学んでいきましょう

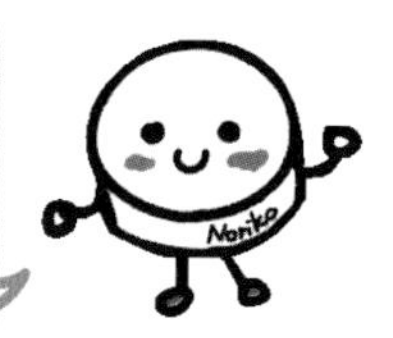

ここからは応用編です。すべてを覚えようとせず，必要なフレーズから少しずつマスターしていきましょう。

内用薬

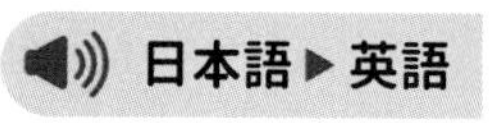

㊶(2-1Aje)

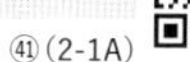

㊶(2-1A)

❶ 1回1錠，1日1回空腹時に服用してください。（ビラノア®など）
Take 1 tablet once a day on an empty stomach.

❷ 1回1包，1日3回毎食30分以上前に服用してください。（漢方など）
Take 1 packet 3 times a day at least 30 minutes before each meal.

● これも「空腹時」の用法。1日3回は「毎食前」となることが多いけど，食直前と勘違いされやすいから具体的に伝えるとわかりやすいね

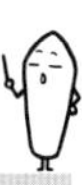

❸ 朝食後に2錠，夕食後に1錠服用してください。
（1日2回不均等）
Take 2 tablets after breakfast and 1 tablet after dinner.

❹ 朝食後に1カプセル，夕食後に2カプセル服用してください。
（1日2回不均等）
Take 1 capsule after breakfast and 2 capsules after dinner.

●時間帯により効き目を変えたい薬などは量が異なることがありますね

❺ 朝食直前に1錠，夕食直前に2錠服用してください。
（1日2回不均等）
Take 1 tablet right before breakfast and 2 tablets right before dinner.

●リン吸収剤やαグルコシダーゼ阻害薬など食事の成分吸収に影響するものは食直前や食直後のものが多いですね

❻ 朝食後に2錠，昼食後と夕食後に1錠ずつ服用してください。
（1日3回不均等）
Take 2 tablets after breakfast and 1 tablet after lunch and dinner.

❼ 1回1カプセル，1日4回毎食後と就寝前に服用してください。
Take 1 capsule 4 times a day after each meal and before bed.

●1日4回はこのタイミングが多いですね

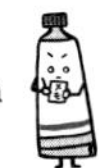

❽ 1包の中身をすべて朝食後に服用してください。（一包化）
Take all the contents of 1 packet after breakfast.

⑨ 1日3回朝昼晩，それぞれ1包ずつ中身をすべて服用してください。（一包化）

Take all the contents of 1 packet after each meal.

⑩ 赤い線が引いてある袋は朝食後，黄色い線の袋は昼食後，青い線の袋は夕食後に，それぞれ中身をすべて服用してください。（一包化）

Take all the contents of the red line packet after breakfast, the yellow line packet after lunch, and the blue line packet after dinner.

⑪ 1回1錠，週に1回 朝食後に服用してください。（マリゼブ®，ザファテック®など）

Take 1 tablet once a week after breakfast.

⑫ 1回1錠，週に1回 起床時にすぐ服用してください。（ビスホスホネート製剤）

Take 1 tablet once a week right after waking up in the morning.

⑬ 1回1錠，月に1回 起床時にすぐ服用してください。（ビスホスホネート製剤）

Take 1 tablet once a month right after waking up in the morning.

●ビスホスホネートはこれ以外にも注意事項が多いから投薬苦手なんだよね…

⑭ 1回1錠を午前10時と午後3時に服用してください。（時間指定）

Take 1 tablet at 10 a.m. and 3 p.m.

⑮ 1回1錠，1日おきの朝食後に服用してください。（隔日投与）
Take 1 tablet after breakfast every other day.

●スタチンなどは効き過ぎる場合，隔日投与，2日ごとに投与なんて処方も見かけます

⑯ 1回1錠，2日おきの夕食後に服用してください。
（2日おき＝3日ごとに）
Take 1 tablet after dinner every 3 days.

⑰ 1回1錠，6時間ごとに服用してください。
Take 1 tablet every 6 hours.

⑱ 1回1錠，週に3回服用してください。（エベレンゾ®など）
Take 1 tablet 3 times a week.

⑲ 1回2カプセル，週に3回 月曜，水曜，金曜の夕食後に服用してください。（曜日指定）
Take 2 capsules 3 times a week after dinner on Monday, Wednesday, and Friday.

⑳ こちらを1回2錠，土曜の朝食後と夕食後に，こちらは1回1錠，月曜の朝食後に服用してください。（メトトレキサート＋葉酸）
Take 2 tablets of this after breakfast and dinner on Saturday, and take 1 tablet of the other one after breakfast on Monday.

●メトトレキサート（MTX）は週8mgを超える場合，2～3回に分け，12時間間隔での投与，葉酸はMTX最終投与24～48時間後に1回投与が推奨されています

㉑ この薬は何回かに分けて服用しても問題ありません。冷蔵庫に入れておけば，24時間保存できます。（栄養剤，モビコール®など）
You can take this medicine in several divided doses. You can keep it in the refrigerator for up to 24 hours.

㉒ ヘルペスの予兆を感じたら，6時間以内に4錠服用し，その約12時間後にさらに4錠を服用してください。（ファムシクロビルのPIT）

At the first sign of herpes, take 4 tablets within 6 hours and another 4 tablets about 12 hours later.

●予兆時にすぐに服用できるよう，事前に処方してもらう使い方（patient initiated therapy；PIT）。アメナメビルは6錠単回投与

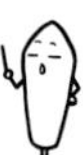

㉓ 1日2回，1回にシートの半分を朝食後と夕食後に服用してください。（ピロリ除菌用専用シート）

Take half of the sheet twice a day after breakfast and dinner.

●ピロリ菌の治療は基本的には必ず1次除菌から始める必要があるので注意！　クラリスロマイシンにアレルギーや耐性があるとわかってる場合はこの限りではないとされています

㉔ 朝に黄色いほうのすべての薬を，夜に緑のほうのすべての薬を服用してください。（ピロリ除菌用専用シート）

Take everything on the yellow side in the morning, and take everything on the green side in the evening.

●製品によって色は違うかもしれないのでご確認ください

㉕ 28日間毎日順番どおり（錠剤が並んでいるとおり）に1錠服用し，29日目に新しいパックの服用を始めてください。（低用量ピル）

Take 1 tablet every day in sequence for 28 days, and start the new pack on the 29th day.

㉖ 狭心症発作が出たときに1錠を舌の下に入れ溶かしてください。（狭心症発作：ニトロペン®舌下錠／ニトロール®錠）

When you have an angina attack, place 1 tablet under your tongue and let it dissolve.

●1錠だけ携帯しても期限がわかるようにニトロペン®には1錠ごとに使用期限が書かれています

外用薬

日本語▶英語 
㊷(2-1Bje)

英語のみ 
㊷(2-1B)

❶ 狭心症発作が出たときに1回舌の下にスプレーしてください。(狭心症発作：ミオコール®スプレー)
When you have an angina attack, spray it once under your tongue.

●舌下錠は唾液が少ないと十分な効果が得られないので，その場合はスプレーの方が効果的

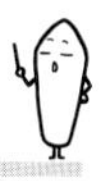

❷ 1日1回，この軟膏を下まぶたの内側に絞り出してください。(眼軟膏)
Squeeze this ointment into the lower eyelid once a day.

❸ この薬2 ～ 4mLを約60mLのお水に入れ，その溶液で1日数回うがいしてください。(ポビドンヨードガーグル液)
Put 2 to 4 mL of this medicine in about 60 mL of water and gargle with the solution a few times a day.

❹ この薬5～7滴をグラス半分の水に入れ, その溶液で1日数回うがいしてください。(アズノール®うがい液)
Put 5 to 7 drops in half a glass of water and gargle with the solution a few times a day.

●同じうがい薬でも，ポビドンヨードは殺菌効果，アズノール®は抗炎症効果を期待して使い分けられるのが一般的

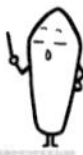

❺ 1日1回1枚を胸，背中，上腕のいずれかに貼ってください。（ホクナリン®テープなど）

Apply 1 patch to either the chest, back, or upper arm once a day.

●薬によって，貼っても良い場所が異なるので一緒に指導箋を確認しながら伝えましょう

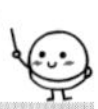

❻ 2日ごと（1日おき）に1枚，下腹部か，臀部に貼ってください。（ホルモン剤：エストラーナ®テープ）

Apply 1 patch to either the lower abdomen or buttocks every other day.

●2日ごとの貼り替えですが，貼ったままお風呂に入っても大丈夫です

❼ 1日1回1包を左右どちらかの太もも，または下腹部に塗ってください。（ホルモン剤：ディビゲル®）

Apply 1 packet to either the left or right thigh or lower abdomen once a day.

❽ 朝食，昼食直前に4単位，夕食直前に6単位を注射してください。（超速効型インスリン，食事の量による用量の違い。ヒューマログ®など）

Take 4 units right before breakfast and lunch, and 6 units right before dinner.

❾ 1回10単位を毎食 食事の開始時，または毎食 食事の開始後20分以内に注射してください。（超速効型インスリン：フィアスプ®など）

Take 10 units at the beginning of each meal or within 20 minutes of starting a meal.

●超速効型は通常は食事の前15分以内が多いけど，これはより効果発現が速いタイプ！　添付文書に詳しい時間指定の記載があるので，それを伝えるのも重要です。同系統だとルムジェブ®もですね

⑩ キャップを外して，（チューブの）先端部分をおしり／直腸に入れてください。（注入軟膏）
Remove the cap, and insert the tip into the bottom/rectum.

⑪ チューブを絞って，軟膏を注入してください。
Squeeze the tube, and let the ointment in.

⑫ 左側を下にして横になり，膝を曲げてください。（浣腸）
Lie on your left side with your knees up.

●直腸の形から，左側を下にしたほうが無理なく注入でき，効果が期待できます

⑬ キャップを外して，（浣腸の）先端部分をおしり／直腸に入れてください。
Remove the cap, and insert the tip into the bottom/rectum.

⑭ 浣腸の先に潤滑油を少し塗ってください。（必要に応じて）
Put a little lubricant on the enema tip.

●潤滑油としては，少量の内溶液か，オリーブ油，ワセリンなどが使われることが多い

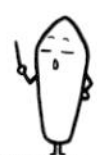

⑮ 浣腸を絞って，溶液を注入してください。
Squeeze the enema bottle, and let the solution in.

⑯ しばらくそのまま動かず体勢を保ってください。
Stay in that position for a bit.

⑰ （排便を）催したらトイレで用を足してください。
Go to the toilet when you're ready.

⑱ 便意が強まったら排便してください。

When you feel the urge, go ahead and empty your bowels.

\Tip!/

浣腸を挿入する「直腸」は医学的には “rectum” ですが，代わりに “bottom” を使うと少し柔らかい言い方になります。「直腸に入れてください」➡「おしりに入れてください」というようなニュアンスです

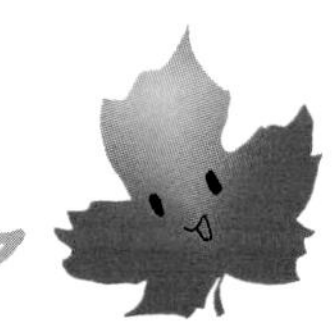

等間隔で薬を服用したり使用したりする特殊な用法は “every（間隔）” で表します。「1日おき」は “every other day” が一般的ですが，“every 2 days”，つまり「2日ごと」ともいえます。

「2日おきに」は「2日間あけて3日ごと」になるため “every 3 days” になります。「2日おきに」はつい “every 2 days” としてしまいがちですので注意が必要です。

「時間」の場合は「6時間おきに」と，「6時間ごとに」では服用タイミングに大差ありませんが，これが「日」になると大きな違いになってしまいます。日本語はややこしいので「○○おきに」の表現は，よく使う「1日おき」以外は「○○ごとに」と言い換えて文章を作ったほうが混乱しないかもしれません。

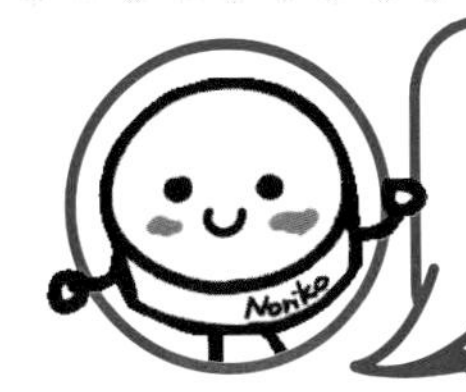

2. 検査について尋ねる

検査について聞いてみよう

薬の処方において，検査が必要なものや検査結果によって用量を調整する必要のある薬がありますよね。また，薬の効果が出ているのか確認したいときも検査の結果は重要です。ここでは，そんな検査についての確認をするときのフレーズを学びます

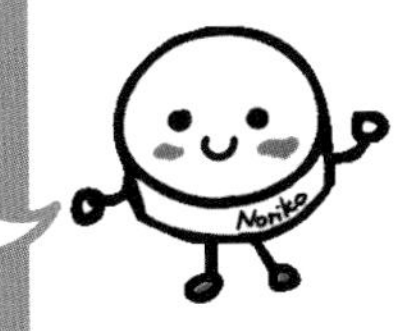

検査の種類はたくさんありますが，普段薬剤師としてよく使う検査名だけでも覚えておくと便利です。ここでも動詞は“**have**”を使います。「○○検査を受ける」という表現は以下になります。

have ○○ test

“have”は万能ですね。“have”以外には，“get”や“undergo”もよく使われますが，とりあえずここでは“have”だけ覚えましょう。

また，「検査を受ける」という表現と若干異なり，熱を測る，血圧を測るなど，具体的な数値を自分で測るという場合は“take”や“measure”“check”などを使います。どちらもさまざまな動詞が使えますが，とりあえず**自分で検査をするときは“take”，検査を受けるときは“have”**で統一してみましょう。

自分で数値を測る場合

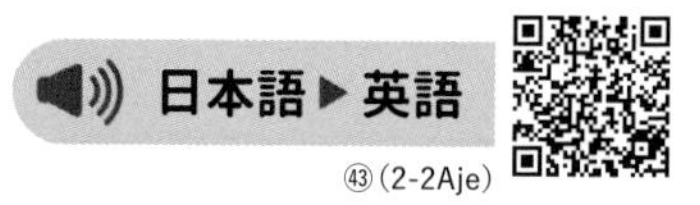

㊸ (2-2Aje)

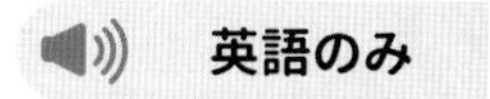

㊸ (2-2A)

❶ 体温を測りましたか？
Did you **take** your temperature?

❷ 血圧を測りましたか？
Did you **take** your blood pressure?

❸ 血糖値を測りましたか？
Did you **take** your blood sugar level?

医療従事者に検査をしてもらう場合

㊹ (2-2Bje)

英語のみ

㊹ (2-2B)

❶ 何か検査を受けましたか？
Did you **have** any tests?

❷ 健康診断を受けましたか？
Did you **have** a health checkup?

❸ 血液検査をしましたか？
Did you **have** a blood test?

❹ 尿検査をしましたか？
Did you **have** a urine test?

⑤ レントゲンを撮りましたか？
Did you **have** an X-ray?

●日本では「レントゲン」ということが多いけど，海外では「X 線（X-ray)」が一般的

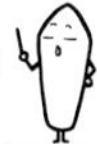

⑥ 心電図検査を受けましたか？
Did you **have** an ECG test?

⑦ 眼圧検査を受けましたか？
Did you **have** an eye pressure test?

⑧ 胃カメラ（胃内視鏡検査）をされましたか？
Did you **have** a gastroscopy?

●アコファイド®の使用やピロリ菌除菌は胃カメラをしていることが条件

⑨ バリウム検査を受けましたか？
Did you **have** a barium swallow test?

⑩ 骨密度の検査を受けましたか？
Did you **have** a bone density test?

⑪ 検査の結果はどうでしたか？
What were the test results?

⑫ 熱は何度でしたか？
What was the temperature?

⑬ 血圧はどうでしたか？（具体的な数値を知りたいとき）
What was the blood pressure?

⑭ 検査で何か異常がありましたか？
Were there any problems with the test results?

⑮ 検査の結果はお持ちですか？
Do you have the test results with you?

●“with you” を入れることで，「いま現在手元にあるか」というニュアンスになります

⑯ 検査結果を見てもよろしいですか？
May I see your test results?

⑰ この数値は基準値よりも高いです。
This level is above the normal range.

⑱ この数値は基準値よりも低いです。
This level is below the normal range.

⑲ この数値は基準範囲内です。
This level falls within the normal range.

⑳ これは肝臓の機能を確認する検査です。
This is a test to check liver function.

㉑ これは腎臓の機能を確認する検査です。
This is a test to check kidney function.

㉒ この数値を基準内に保つためにこの薬が処方されました。
This medicine has been prescribed to keep this level within the normal range.

心電図検査は英語で “electrocardiography” といい，“ECG” と略しますが，ドイツ語では “elektrokardiographie” といい，“EKG” と略します。医師によっては “EKG” を使われる方もいるため覚えておくといいですね（現在は “ECG” のほうが一般的です）。

バリウム検査は “upper GI series”（上部消化管造影検査）のことを指しますが，日本で「バリウム検査」で通じるように，英語でも “barium swallow test” で通じます。また，海外ではバリウム検査は日本ほど主流な検査ではなく，胃カメラを優先されることが多いようです。

ところで，検査の結果が数値ではなく，陽性か陰性の場合，「**陽性**」➡ **“positive”**，「**陰性**」➡ **“negative”** といいます。「検査の結果は陽性だった」は，“The test result was positive.”，「インフルエンザの検査が陽性でしたか？」は “Was your flu test result positive?” となります。

また，血圧の数値の表現についてはどうでしょうか？　日本語では血圧の数値を伝えるとき，『130/80』を「上が130で下が80」のように言いますね。これを英語で言うと「/」は **“over”** と読みます。そのため「血圧は上が130で下が80でした」は，“My blood pressure was 130 over 80.” となります。

ちなみに，上の血圧とは収縮期血圧のことで，下の血圧は拡張期血圧のことを指しますが，英語では「**収縮期血圧**」**は “systolic blood pressure”**，「**拡張期血圧**」**は “diastolic blood pressure”** と表し，それぞれ頭文字をとって **“SBP” “DBP”** と略されます

検査に関連する用語は，資料編5（274ページ）を参照してください。

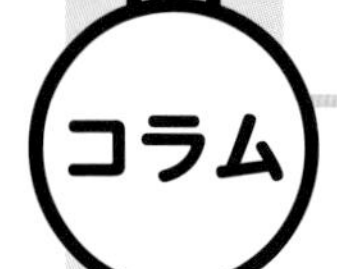

人間ドック・健康診断

「人間ドック」は日本独特の単語で，海外にはありません。
普通の健康診断よりもより精密な検査をするときは，“comprehensive health checkup” や “full-body health examination” などと表すことができますが，普通の健康診断としての表現は “health checkup” または “medical checkup” などで問題ありません。
ほかにも，「歯科検診」は “dental checkup”，会社などで行われる1年に1度の定期健診は “annual checkup” といいます。“checkup” は一般的にもよく使われるので覚えておきましょう。

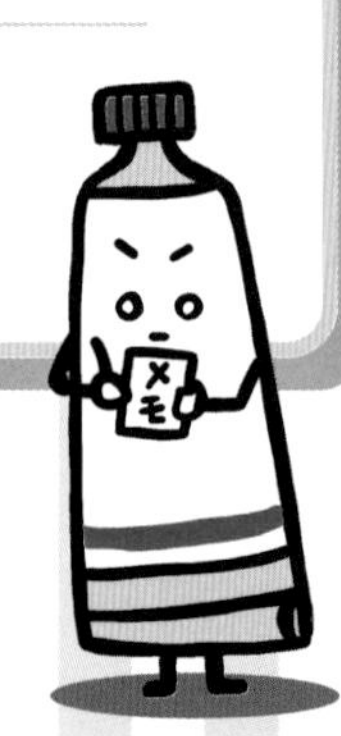

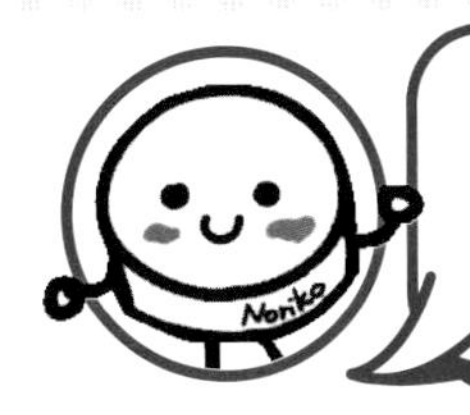

3. 効能の説明（より具体的な表現，発作予防など）

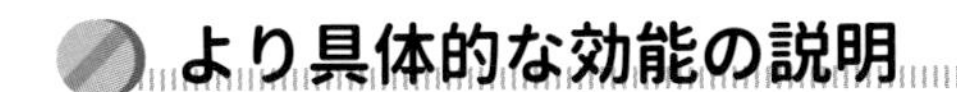

より具体的な効能の説明

ここで取り上げるのは，薬ごとに特徴のある作用についての説明です。より具体的に説明したいときに参考にしてください

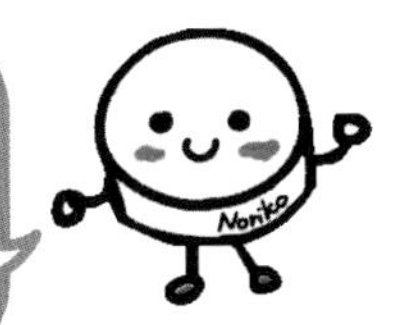

表現はさまざまなので，すべてを一気に覚えようとせず，自分がよく言いそうなフレーズをピックアップして覚えていきましょう。

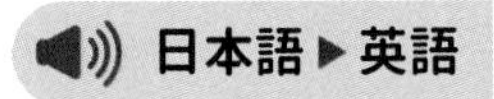

㊺（2-3Aje）

英語のみ

㊺（2-3A）

❶ この薬は痰を出しやすくします。（スッキリさせる）
This medicine will help clear up excess phlegm.

●去痰薬は "expectorant" といいます

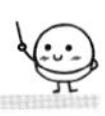

❷ この薬は気管を広げて息苦しさを和らげます。（β刺激薬）
This medicine will help widen the airways and make it easier to breathe.

❸ この薬は詰まった鼻の通りをよくします。
This medicine will help relieve nasal congestion.

❹ この薬は血栓を予防します。
This medicine will help prevent blood clots.

❺ この薬はばい菌を殺します。（抗菌薬など）
This medicine will kill bacteria.

❻ この薬はウイルスの増殖を防ぎます。（抗ウイルス薬）
This medicine will prevent the growth of viruses.

❼ この薬は心臓の血管を広げて狭心症発作を和らげます。（ニトログリセリンの冠動脈拡張作用）
This medicine will help widen the blood vessels in the heart and relieve angina attacks.

❽ この薬は脈の乱れを整えます。
This medicine will help regulate an irregular heartbeat.

●抗不整脈薬はとても種類が多いですが，まとめてこのように表現できますね

❾ この薬はホルモンバランスを整えます。
This medicine will help balance the hormone levels.

❿ この薬は流産，早産を予防します。
This medicine will help prevent miscarriage and premature birth.

●代表的な薬剤はリトドリンで，子宮収縮を抑制します

⓫ この薬は気分を安定させます。
This medicine will help stabilize mood.

⑫ この薬は認知症の進行を遅らせます。
This medicine will help slow the progression of dementia.

●「完治は難しくても進行を遅らせる」という説明で使える表現です

⑬ この薬は尿を出しやすくします。（前立腺肥大症において，尿道を広げて出しやすくする薬）
This medicine will help you to urinate more easily.

⑭ この薬は便を柔らかくして出しやすくします。（酸化マグネシウムなど）
This medicine will help soften stools and make them easier to release.

⑮ この薬は腸を動かし便秘を改善します。
This medicine will help move the bowels and improve constipation.

●センナなどが代表的な成分ですが，漫然投与で耐性や難治性便秘症を引き起こすことがあるので注意ですね

⑯ この薬は筋肉の緊張をほぐします。
This medicine will help relieve muscle tension.

⑰ この薬は神経に作用し，痛みの伝わりをブロックします。（リリカ®，タリージェ®など）
This medicine will act on nerves and block pain transmission.

⑱ この薬は傷の治りを早めます。（フィブラスト®スプレー，アクトシン®軟膏など）
This medicine will help speed up wound healing.

⑲ この薬は乾いた目を潤します。

This medicine will help moisturize dry eyes.

⑳ この薬は目の充血を取り除きます。

This medicine will help remove redness in the eyes.

●点鼻薬と同様に，点眼の血管収縮薬も使い過ぎで症状を悪化させてしまうことがあるので注意

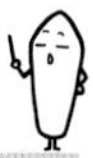

㉑ この薬は皮膚を保湿します。

This medicine will help moisturize the skin.

㉒ この薬は化膿を予防します。

This medicine will help prevent pus.

●"pus"は「膿」を表す単語で，「化膿」も意味します

㉓ これは食事の代わりとなる栄養補助商品です。

This is a nutritional supplement that you can use as a replacement for your meal.

発作に関するフレーズ

発作に関するフレーズです。発作といってもいろいろありますが，発作時のみに使用するものもあれば，その発作を予防するために定期的に使うものもありますね。どんな効果があるのかを説明するのは重要ですが，難しく考えずにまずはこの3つのフレーズを使い分けられるようにすると便利です。

・「○○発作の症状を**和らげます。**」➡ "help **relieve** ○○ attacks."
・「○○発作が起きるのを**予防します。**」➡ "help **prevent** ○○ attacks."
・「○○発作の頻度を**減らします。**」➡ "help **reduce the frequency** of ○○ attacks."

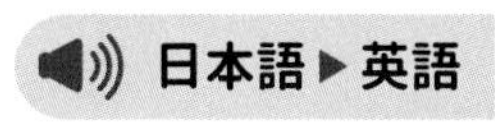

㊻ (2-3Bje)

英語のみ

㊻ (2-3B)

❶ この薬は狭心症発作を和らげます。
This medicine will help **relieve** angina attacks.

●❶〜❻はすでに起きた発作を和らげる薬についての説明です

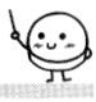

❷ この薬は喘息発作を和らげます。
This medicine will help **relieve** asthma attacks.

❸ この薬は痛風発作を和らげます。
This medicine will help **relieve** gout attacks.

●発作前兆時のコルヒチン服用は効果的といわれています

❹ この薬は片頭痛発作を和らげます。
This medicine will help **relieve** migraine attacks.

❺ この薬はてんかん発作を和らげます。
This medicine will help **relieve** seizures (epileptic attacks).

❻ この薬はパニック発作を和らげます。
This medicine will help **relieve** panic attacks.

❼ この薬は狭心症発作を予防します。
This medicine will help **prevent** angina attacks.

❽ この薬は喘息発作を予防します。
This medicine will help **prevent** asthma attacks.

⑨ この薬は痛風発作を予防します。

This medicine will help **prevent** gout attacks.

●尿酸値降下薬開始時の発作予防に使われる「コルヒチンカバー」〔発作や発作の予兆に関係なく1日1錠（0.5mg）のコルヒチンを数カ月継続する使い方〕も知っておきたい

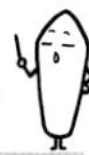

⑩ この薬は片頭痛発作を予防します。

This medicine will help **prevent** migraine attacks.

●片頭痛予防薬としては内服薬のほかに注射薬の選択肢も増えました。また，ベラパミル，アミトリプチリンは保険診療での適応外使用が認められています

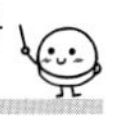

⑪ この薬はてんかん発作を予防します。

This medicine will help **prevent** seizures (epileptic attacks).

⑫ この薬は喘息発作の頻度を減らします。

This medicine will help **reduce the frequency** of asthma attacks.

⑬ この薬は片頭痛発作の頻度を減らします。

This medicine will help **reduce the frequency** of migraine attacks.

●片頭痛予防薬の適応を持つプロプラノロールは，片頭痛発作治療薬のリザトリプタンと併用禁忌なので注意

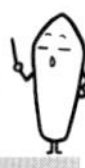

⑭ もし薬を服用しても発作が治まらないときは，さらに1回分服用できます。

If the attack does not go away after taking the medicine, you can take another dose.

●1日最大量に関するフレーズは第1章のStep6-3 基本の頓用表現（102ページ）を確認してください

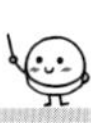

⑮ 発作の頻度が増えるようなら，早めに受診してください。
If you are having attacks more frequently, please see your doctor promptly.

発作を表す単語はいろいろありますが，
ここではすべて“attack”で
統一しています

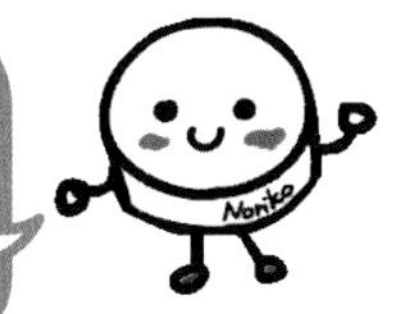

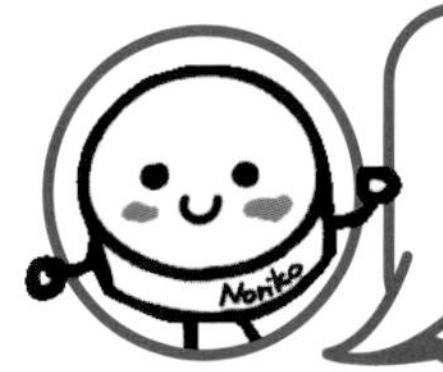

4. 注意事項の説明(内用薬)

服用時の注意事項

服用時の注意またはアドバイスについて
もう少し詳しく学びましょう

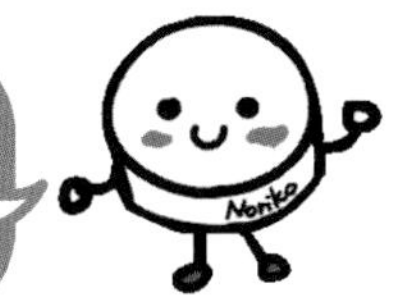

重要な内容のフレーズもあれば，ちょっと難しい長いフレーズもあります。滅多に扱わない剤形の特徴についても触れているため，普段自分でよく説明するものだけピックアップして練習してみてください。

日本語▶英語 
㊼(2-4Aje)

英語のみ 
㊼(2-4A)

❶ この錠剤は割って服用することができます。
You can cut this tablet and take it.

❷ この錠剤は噛み砕いて服用することができます。
(一部の錠剤や多くのOD錠)
You can chew this tablet and take it.

●OD 錠は噛んでもよいイメージがありますが，噛んではいけないものもあります〔例：ベシケア® OD 錠（刺激がある），ハルナール® D 錠（徐放製剤）〕

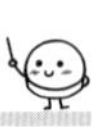

❸ この錠剤は飲み込む前に噛み砕いてください。(チュアブル錠)
Chew this tablet before swallowing it.

❹ この錠剤は割ったり砕いたりしないでください。
（徐放剤など吸収への影響）
Do not break or crush this tablet.

❺ 薬を口に入れ，噛まずに最後まで溶かしてください。（トローチ）
Place the medicine in the mouth and let it dissolve completely.

❻ この薬は口の中ですぐに溶けるので，水なしで服用してください。
（ミニリンメルト®など）
This medicine dissolves quickly in the mouth, so take it without water.

● OD 錠には水で飲んでもいいものと水なしで唾液だけで飲まなければいけないものがあり，ミニリンメルト® OD 錠は唾液のみで服用する代表的な薬剤

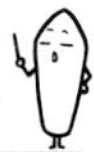

❼ この錠剤は服用直前にシートから出してください。（吸湿性，遮光）
Take this tablet out from the blister package right before taking it.

❽ 開ける前にパッケージをよく振って，すぐに服用してください。
（アルサルミン®内用液：1回分ずつ個包装された懸濁液剤）
Shake the package well before opening and take it immediately.

❾ この薬は噛んだり舐めたりせず飲み込んでください。（ビスホスホネート製剤，ストロカイン®，ロトリガ®など。刺激性などの回避）
Swallow this medicine without chewing or licking it.

● ロトリガ® は刺激というより魚のような臭いですね

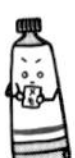

⑩ この薬は座った状態で服用してください。(ニトロペン®など)

Take this medicine in a sitting position.

●血圧が急に下がりすぎてしまうことがあるときの注意点

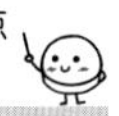

⑪ 薬を口の中に含み，舌を使って均等に塗り広げてください。(フロリード®ゲル)

Place the medicine in the mouth and use the tongue to spread it evenly.

⑫ この薬はできるだけ長く口に含み，その後飲み込んでください。(フロリード®ゲル)

Keep this medicine in the mouth for as long as you can, then swallow.

⑬ この薬を服用後は少なくとも1時間はうがい，歯磨き，または飲食を避けてください。(フロリード®ゲル)

Do not gargle, brush teeth, eat, or drink for at least an hour after taking this medicine.

●フロリード®ゲルは外用薬のような見た目で内用薬なので説明が必要ですね

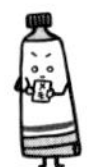

⑭ この薬を服用後1時間は何も食べないでください。(ビスホスホネート製剤など)

Do not eat anything for at least one hour after taking this medicine.

⑮ この薬を服用後，30分は横にならないでください。
（ビスホスホネート製剤）
Do not lie down for at least 30 minutes after taking this medicine.

●胃まで落ちずに食道に留まってしまうと，そこが炎症を起こしてしまうことがあるのでしばらくはゴロゴロしない

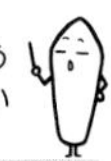

⑯ この薬はミネラルウォーターで服用しないでください。
（ビスホスホネート製剤）
Do not take this medicine with mineral water.

●ミネラルウォーターの中のミネラルさえも影響してしまうのです

⑰ この薬を服用中であることを歯科医に伝えてください。
（ビスホスホネート製剤服用中の歯科治療の制限）
Tell your dentist that you are taking this medicine.

⑱ フルーツジュース／アイスクリームと混ぜて服用しても問題ありません。
You can mix it with fruit juice/ice cream.

⑲ 酸味のある飲み物とは混ぜないでください。
Do not mix it with sour drinks.

●マクロライド系抗菌薬は酸味のある飲み物と相性が悪いものが多い

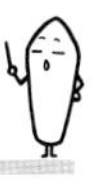

⑳ 混ぜた後はすぐに服用してください。
Take it immediately after mixing.

㉑ たっぷりのお水で服用してください。
Take it with plenty of water.

㉒ 薬1袋をグラス1/3のお水に溶かして服用してください。（モビコール®など）

Dissolve 1 packet in one-third of a glass of water and take it.

●モビコール®は結構さまざまなものに溶かしてOK！
指導箋を利用するとわかりやすいですよ

㉓ 付属のカップで5mLを量って服用してください。

Take 5 mL using the provided measuring cup.

㉔ 付属のシリンジで5mLを量って服用してください。

Take 5 mL using the provided syringe.

㉕ この薬用のカップで1回量を量ってください。量る量に印をつけておきました。（見せながら）

Use this medicine cup to measure your dose. I marked the fill line for you.

㉖ 120mL以下のお水で服用してください。（リベルサス®／水分制限があるとき）

Take it with no more than 120 mL of water.

●リベルサスは服用する水の量でも影響を受けてしまいます

㉗ この薬を服用後は，飲食，または他の薬を服用するまで少なくとも30分は待ってください。（リベルサス®）

After taking this medicine, wait at least 30 minutes before eating, drinking, or taking other oral medicines.

㉘ もし他に服用している薬があれば，この薬と同時に服用しないでください。（クレメジン®など）
If you are taking any other medicines, do not take them at the same time as this medicine.

㉙ 他の薬を飲むときは，最低でも2時間はあけて服用してください。（相互作用）
Wait at least two hours before taking other medicines.

㉚ これらの薬は同時に服用せず，少なくとも2時間は時間をあけて服用してください。（キレート形成）
Do not take these medicines at the same time. Wait at least 2 hours between doses.

●よく見る組み合わせはレボフロキサシンと鉄剤など。この場合はレボフロキサシンを先に服用すべきといわれています

㉛ この薬を飲むときは，食前なら1時間以上，食後なら2時間以上食事と時間をあけて服用してください。
Take this medicine either at least 1 hour before a meal, or at least 2 hours after a meal.

㉜ 症状を予防するために服用することはおやめください。
Do not take it in advance; use it only when symptoms occur.

●頭痛薬を予防目的で服用してしまうと，薬剤性頭痛を引き起こすリスクがあるので注意

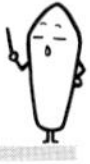

㉝ 症状が改善したら薬を中止してください。
Stop the medicine if your symptoms get better.

㉞ 症状が改善しても薬を中止しないでください。（最後まで飲み切ってください）

Do not stop the medicine even if your symptoms get better.

㉟ ご自分の判断で服用をやめないでください。

Do not stop the medicine on your own.

㊱ 量は体調によって自分で調整して構いません。（便秘薬など）

You can adjust the dosage by yourself depending on the condition.

㊲ 食事をしないときは薬も服用する必要はありません。

You don't need to take the medicine if you skip a meal.

●食事中の成分の吸収に作用する薬は，食事を摂らない場合は服用する必要のない場合が多いです

\Tip!/

確実に禁止して欲しいことは"do not"，やんわり避けて欲しいことは"avoid"を使ってみましょう。ここでは禁止事項を強調するために"don't"ではなく"do not"を使っていますが，口語表現では"don't"を使用してもまったく問題ありません

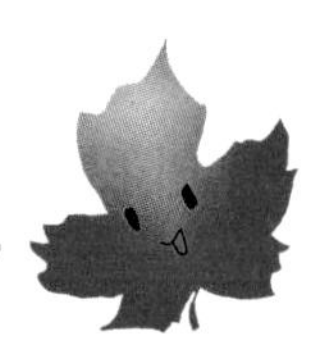

服用中の注意事項

次に服用中に常に注意することについてです。「この薬を服用中は～」**"While taking this medicine,"**と出だしは同じです。

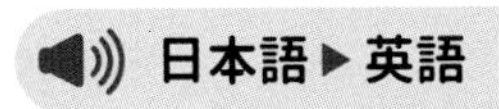

㊽ (2-4Bje)

英語のみ

㊽ (2-4B)

❶ この薬を服用中はお酒を飲まないでください。
While taking this medicine, do not drink alcohol.

●ピロリ菌の２次除菌薬に含まれるメトロニダゾールの代表的な注意点

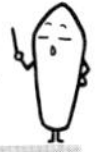

❷ この薬を服用中はグレープフルーツの果実を食べたりジュースを飲んだりしないでください。（Ca拮抗薬など）
While taking this medicine, do not take grapefruit or grapefruit juice.

❸ この薬を服用中はセイヨウオトギリソウを摂取しないでください。
While taking this medicine, do not take St. John's wort.

❹ この薬を服用中はビタミンKを多く含む食べ物は食べないでください。例えば，納豆，青汁などです。（ワルファリン）
While taking this medicine, do not eat foods that contain a lot of vitamin K, such as natto and green juice.

❺ この薬を服用中は車の運転や機械操作，その他危険な作業はしないようにしてください。
While taking this medicine, do not drive, use machines, or do any potentially dangerous activities.

❻ この薬を服用中は授乳を控えてください。
While taking this medicine, avoid breastfeeding.

❼ この薬を服用中は妊娠しないようにしてください。
While taking this medicine, avoid getting pregnant.

❽ もし可能であれば，授乳直後に服用してください。
If it's possible, take the medicine right after breastfeeding.

●消失半減期が短い薬で母乳中の濃度を最小限にしたい場合このように伝えることも

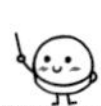

服用しても問題ないことを伝えたいときの表現

「安心して服用できますよ」と言いたいとき，以下のように表現します。

This medicine is safe to take
(with/during/while ~ing) .

他の薬／食べ物との併用や，ある条件下での服用について，前置詞を変えて応用が可能です。

"with ➡ 他の薬や食品などとの併用
"during" ➡ 特定の条件（妊娠中，治療中など）
"while ~ing" ➡ 特定の動作（授乳中，運転中など）

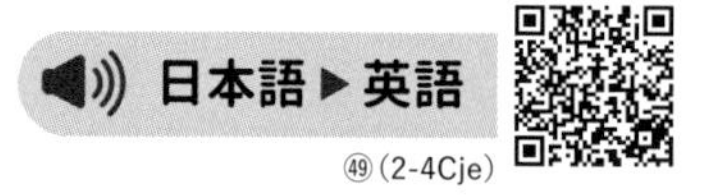

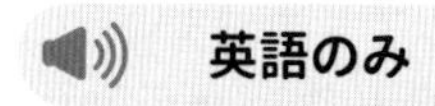

❶ この薬はサプリメントと一緒に服用して問題ありません。
This medicine is safe to take with supplements.

❷ この薬は妊娠中でも服用して問題ありません。
This medicine is safe to take during pregnancy.

❸ この薬は血圧の治療中でも服用して問題ありません。
This medicine is safe to take during blood pressure treatment.

●“treatment” の前に疾患名などを入れることで応用できます

❹ この薬は授乳中でも服用して問題ありません。
This medicine is safe to take while breastfeeding.

❺ この薬は運転するときも服用して問題ありません。
This medicine is safe to take while driving.

添付文書上では「授乳を避ける」とあっても，実際に授乳を控えなければいけない薬は少ないとされています。過度な警戒をせずに，成分によっては問題がないことを伝えたいですね

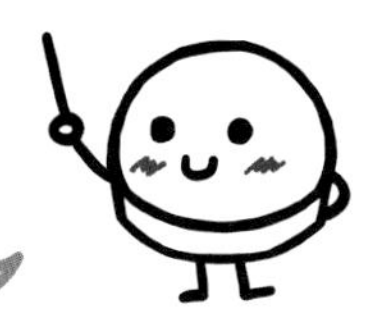

尿や便の変化についての説明

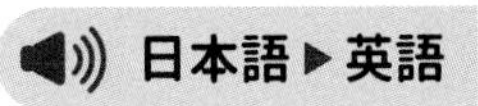

日本語▶英語 (50) (2-4Dje)

英語のみ (50) (2-4D)

❶ 尿の色が変わることがありますが心配いりません。
（アスベリン®，ビタミンB2製剤など）
The color of your urine may change, but you don’t need to worry about it.

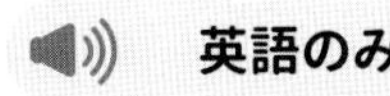

❷ 便の色が黒くなることがありますが心配いりません。（鉄剤など）
The color of your stool may turn black, but you don't need to worry about it.

❸ 便の中に錠剤がそのまま見られることがありますが，薬は吸収されているので心配いりません。（ゴーストピル）
Don't worry if you see a tablet in your stool; the medicine has already been absorbed into your body.

●デパケン®R錠，ペンタサ®錠などの特定の徐放製剤でみられることがあります

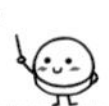

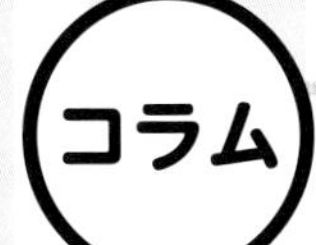

シート？　ヒート？　PTP?

“blister package” とは日本でいう「PTP包装」のことです。PTP（press through package）は日本の薬剤師にはおなじみの単語ですが，英語圏では “blister” を使うことが多いです。“blister” には「膨らみ」という意味があり，医療では「水ぶくれ」のことを指し，「まめ」「靴擦れ」という意味もあります。

また，「ヒート」と呼ばれるものは，ヒートシールを利用した「SP包装（strip package）」のことで，熱で接着する素材で挟むタイプのものです。代表的なものとして，バファリン®配合錠A81などがあります。

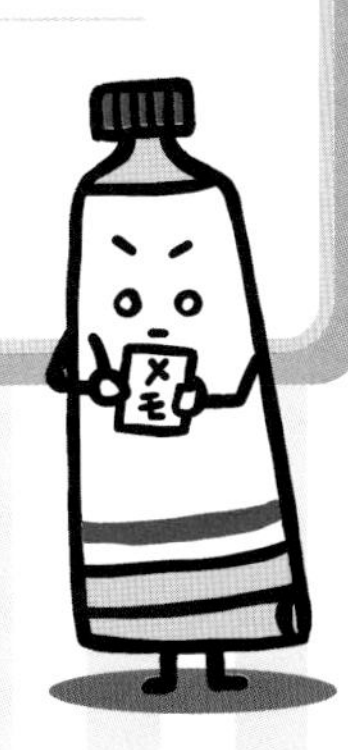

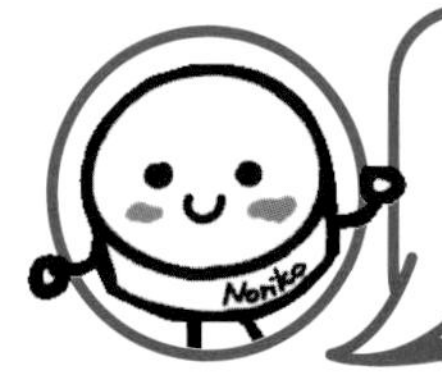

5. 注意事項の説明とアドバイス(外用薬)

外用薬使用時の注意事項

外用薬についての注意事項の説明時に使えるフレーズです

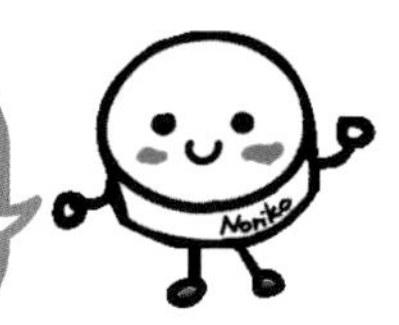

こちらでも特殊な使い方について触れています。職場でよく扱う薬から覚えていきましょう。

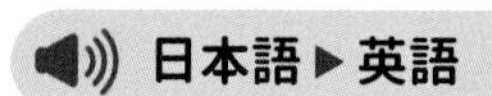

(51)(2-5je)

英語のみ

(51)(2-5)

❶ テープ剤を貼る場所は毎日変えてください。(かぶれ予防)
Change the area where you apply the patch every day.

❷ この貼り薬は切らないでください。
Do not cut this patch.

❸ この貼り薬は切って使っても問題ありません。
You can cut this patch.

●切っても良いものとダメなものがあるから間違えないように注意!

❹ よく振ってから使ってください。
Shake well before using.

❺ よく振ってから吸入してください。（エアゾール）
Shake well before inhaling.

❻ 鼻をかんでから使用してください。（点鼻薬）
Blow your nose before using.

❼ 傷の周りは避けて塗って（貼って）ください。
Avoid applying around the area with wounds.

❽ 目の周りは避けて塗ってください。
Avoid applying around the eyes.

❾ 目薬をさす前にコンタクトレンズは外してください。
Take out your contact lenses before applying the eye drops.

●コンタクトレンズの種類によっても注意の内容は異なります

❿ この目薬は，コンタクトレンズをつけたまま使用できます。（ベンザルコニウム無添加の点眼薬）
You can use these eye drops with wearing contact lenses.

●コンタクトレンズ自体が治療に影響がある場合，目薬によらずコンタクトレンズの使用を中止することがあるのでアドバイスには注意が必要

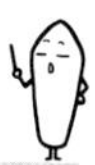

⓫ こちらの目薬を先にさしてください。
Apply these eye drops first.

●眼科用製剤を複数続けて使うときは，水溶性→懸濁性→ゲル化→油性／眼軟膏の順番で使用するのが一般的です（医師の指示があればそれに従います）

⑫ 使用後はしばらく見えにくくなるのでご注意ください。
（眼軟膏，ゲル化点眼薬など）
You will have difficulty seeing for a while after use, so please be careful.

⑬ 入浴の30分ほど前に剥がしてください。
（温感貼り薬：トウガラシエキス）
Remove the patch about 30 minutes before taking a bath or a shower.

●温感湿布に含まれるノニル酸ワニリルアミドも合成トウガラシの成分です

⑭ もし寒い時期に絞り出しにくい場合，柔らかくなるまで手で握って温めてください。（注入軟膏）
If it's too hard to squeeze out the medicine during the cold season, warm it by holding with the hand until it becomes soft.

⑮ 室温で長時間放置しゼリー状になった場合は，冷蔵庫で30分以上冷やしてから使用してください。（ゲル化点眼薬：リズモン®TGなど）
If you keep this medicine at room temperature for a long time and it becomes jelly-like, apply it after cooling in the refrigerator for at least 30 minutes.

●ゲル化する目薬はいくつかありますが，これは熱応答性のゲル化製剤の注意事項です

⑯ 患部の唾液を軽く拭き取ってから塗ってください。（口内炎軟膏）
Gently wipe away any saliva from the affected area before applying.

⑰ 少なくとも1時間は塗布した部位を洗わないでください。（ホルモン剤：ディビゲル®）

Do not wash the applied area for at least 1 hour.

⑱ 使用中，または使用後4週間は患部を日光にさらさないでください。（モーラス®：光線過敏症）

Do not expose the affected area to sunlight during and for 4 weeks after use.

⑲ 新しいボトルを開けるときは，キャップを閉め，両手でボトルを上向きに持ち，ラベルの中央に印刷されている丸いマークを親指で1回だけ強く押してください。（PF点眼薬の開封操作）

To open a new bottle, close the cap, hold the bottle upright with both hands and firmly press once on the round mark printed in the center of the label using both thumbs.

●「PF 点眼薬」とは特殊なフィルターを使い細菌の侵入を防ぐ容器を使用しており，防腐剤無添加（PF：preservative free）で，より目に優しいといわれる点眼薬です

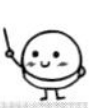

⑳ こちらが指導箋になりますので，読んでから使用してください。（英語の指導箋がある場合）

Here is the pamphlet. Please read it before using.

●英語の指導箋が用意されている薬もあります。製薬会社の Web サイトで探してみましょう

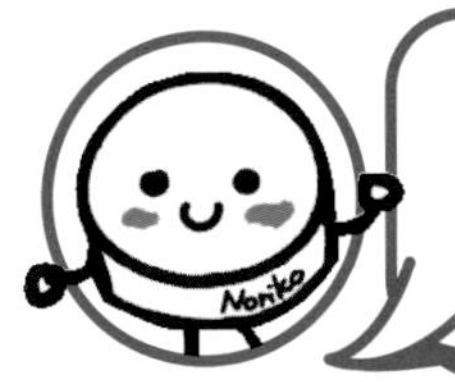

6. 注意事項の説明（薬の保管）

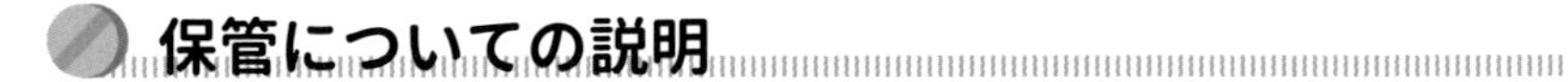

保管についての説明

ここでは保管に関する注意を促すときのフレーズをご紹介します

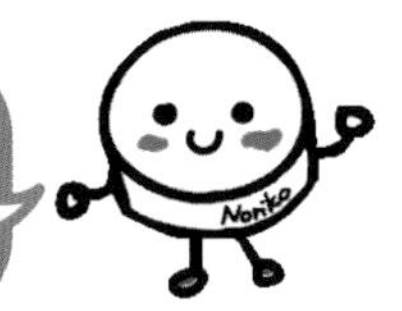

保管するという動詞は **“store”** を使っていますが，**“keep”** でもOKです。特に冷蔵保存が必要な場合は忘れないように伝えないといけませんね。

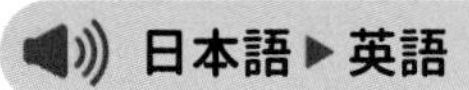

⑫ (2-6je)

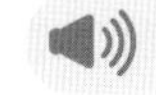

⑫ (2-6)

❶ 冷蔵庫で保管してください。（注射剤，リアルダ®錠など）
Store it in the refrigerator.

❷ （冷蔵庫に入れず）室温で保管してください。
（ヒルドイド®ローション，リザベン®点眼液など）
Store it at room temperature.

●冷やしてはいけないという薬剤もあります。成分が結晶化してしまったりするのが理由です

❸ 光の当たらない，涼しく，乾燥した場所に保管してください。
Store it in a cool, dry place away from light.

❹ 凍らせないでください。
Do not freeze it.

❺ 湿気に弱いのでこの乾燥剤と一緒に密封容器に入れて保管してください。
Store it in an airtight container with this desiccant provided as it is sensitive to moisture.

❻ お子さんの手の届かないところに保管してください。
Store it out of reach of children.

●"Keep it out of reach of children at all times." と言うと，より強調できます

❼ この遮光袋に入れて保管してください。
Store it in this light-resistant bag.

●点眼薬で多い注意喚起。袋を捨てちゃう人もいるからしっかり伝えたい

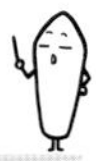

❽ 5日経ったら捨ててください。（衛生上の問題。希釈したシロップなど）
Throw it away after 5 days.

❾ 使用開始から1カ月経ったら捨ててください。
（多くの医療用点眼薬，注射剤）
Throw it away after 1 month of use.

●注射剤の使用期限は多くが開封後 1 カ月だけど，トルリシティ®のように 14 日間のものや，トレシーバ®のように 8 週間のものなどもあるので個々で確認が必要です

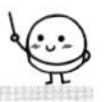

❿ 発作時に備えて，常に携帯してください。（発作用薬）
Carry it with you all times in case of an attack.

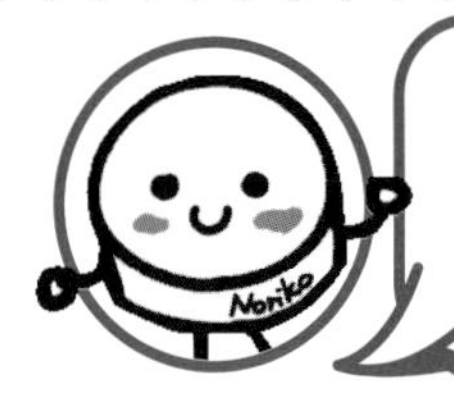

7. 飲み忘れたときの対応

飲み忘れたときの説明

お薬，飲み忘れちゃった…

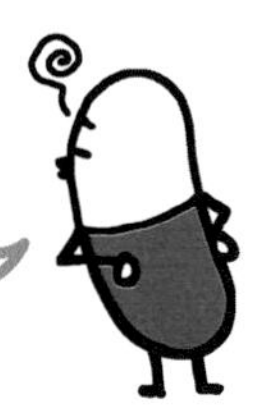

飲み忘れたときの対応についてのフレーズです。薬の特徴により対応は変わると思いますので薬によって使い分けてください。文章が長くなると難しく感じますが，分解するとどれも同じフレーズを使っており，その組み合わせでさまざまな飲み忘れに対応することができます。

・単純に「**1回分飲み忘れたら，～**」と言いたいとき

If you miss a dose, ～

・「**（特定の時間に）飲み忘れに気付いたら，～**」と言いたいとき

If you realize（思い出したタイミング）that you missed a dose, ～

・「**忘れた分は飛ばしてください**」という表現

skip the missed dose

・「**通常の予定**」という表現

regular dosing schedule

これらのフレーズを組み合わせて，さまざまな飲み合わせに対応しましょう。

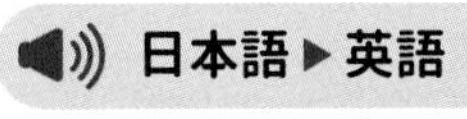

53 (2-7je)

英語のみ

53 (2-7)

❶ 薬の服用を忘れたときは，その分はとばして次の薬を予定どおりに服用してください。
If you miss a dose, skip the missed dose and continue with your **regular dosing schedule**.

❷ 薬の飲み忘れに午前中に気づいたら，できるだけ早く飲み忘れた分を服用してください。（1日2回の薬など）
If you realize in the morning **that you missed a dose**, take it as soon as possible.

❸ 薬の飲み忘れにその日のうちに気づいたら，できるだけ早く飲み忘れた分を服用してください。（1日1回の薬など）
If you realize later in the day **that you missed a dose**, take it as soon as possible.

●服用間隔が同じでも薬によっては対応が異なることがあるので注意

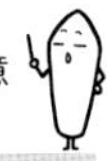

❹ 食事中に飲み忘れに気づいたら，すぐに服用してください。（一部の食直前に服用の薬）
If you realize during a meal **that you missed a dose**, take it immediately.

❺ 飲み忘れたとき，食後30分以内であれば，すぐに服用してください。（一部の食直後に服用の薬）

If you realize within 30 minutes after a meal **that you missed a dose**, take it immediately.

❻ 起床時に服用を忘れたときは，その日はもう飲まないでください。（ビスホスホネート製剤）

If you miss a dose right after waking up in the morning, don't take it for the day.

❼ 服用を忘れたら翌朝に服用してください。その後は，通常の曜日／日にちに戻って服用してください。（ビスホスホネート製剤：用法週1回/月1回）

If you miss a dose, take it the next morning then go back to your **regular** weekly/monthly **dosing schedule**.

● 例えば毎月１日を服用日に決めた場合，「もし数日服用日が遅れても，次回は当初の予定どおり，１日に戻していいですよ」ということです

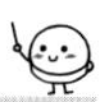

❽ 使用を忘れ，もし次の予定使用日まで少なくとも3日間あるなら，できるだけすぐに注射してください。
もし3日未満なら，打ち忘れた分はとばしてください。その後は，通常の曜日に戻って使用してください。（週1回のGLP-1受容体作動薬：トルリシティ®など）

If you miss a dose and there are at least 3 days until the next scheduled dose, take it as soon as possible.
If there are less than 3 days remaining, **skip the missed dose** then go back to your **regular** weekly **dosing schedule**.

ほとんどの場合，薬を飲み忘れたときの明確な対応方法は，添付文書等には書かれていません。薬の特徴によってアドバイス内容も変わるかと思いますが，なかには製薬会社が細かい指示を公開している薬もあります。

用法が特殊な新しい薬には記載されているものが多く，RMPの資材などが役に立つときがあります。特に患者さん向けの資材はとてもわかりやすく解説されているので参考にすると良いですね。製薬会社のWebサイトのQ&A等も参考になるときがあります。

また，「くすりのしおり」にも記載されていることが多いので参考になります。うれしいことに，「くすりのしおり」には英語の解説が作られた薬も多いのでそのまま使えて便利です。

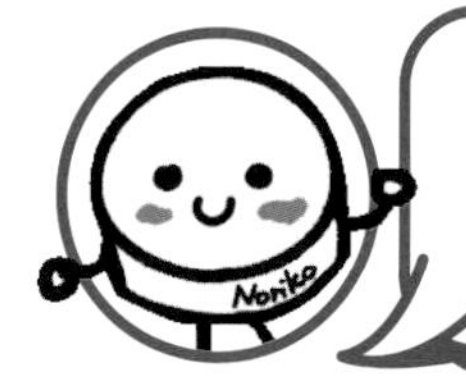

8. 副作用が出たときの対応，副作用の特徴

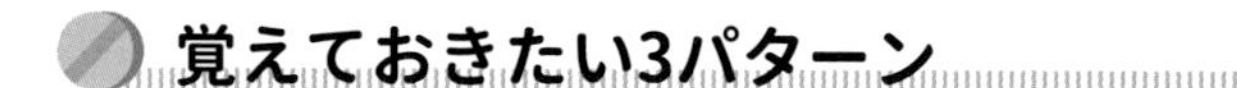

覚えておきたい3パターン

副作用が出た場合のフレーズです。副作用のタイプによって，緊急性や対応が変わるため，いくつかのパターンを覚えておくと便利です

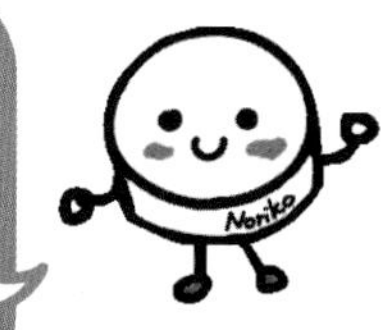

・副作用が出た場合に，判断を仰いでほしいとき。「**〜のときはこちらか医師に連絡してください。**」

Contact us or your doctor if 〜

・出現したら中止したほうがよい副作用についての表現。「**〜のときは服用を中止してください。**」

Stop the medicine if 〜

・アレルギー症状など激しい副作用が予想されるときの表現。「**〜のときは服用を中止し，直ちに医師に連絡してください。**」

Stop the medicine and contact the doctor immediately if 〜

副作用が出たときに伝えること

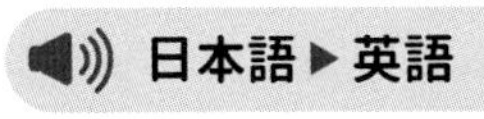

日本語▶英語 (54)（2-8Aje）　　英語のみ (54)（2-8A）

❶ 症状が改善しないときはこちらか医師に連絡してください。
Contact us or your doctor if your symptoms don't improve.

❷ 症状が悪化したときはこちらか医師に連絡してください。
Contact us or your doctor if your symptoms get worse.

❸ 何か副作用に気づいたらこちらか医師に連絡してください。
Contact us or your doctor if you notice any side effects.

❹ 症状が悪化したら薬を中止してください。
Stop the medicine if the symptoms get worse.

❺ 副作用で日常生活に支障が出るなら薬を中止してください。
Stop the medicine if the side effects start affecting your daily life.

●副作用が出ても程度によっては治療を優先することも多いね

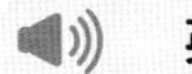

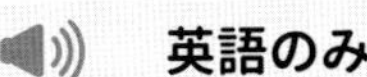

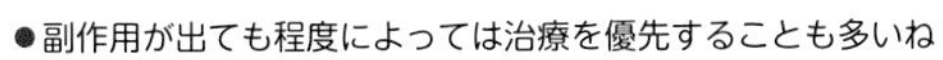

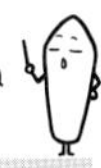

❻ めまいなどの副作用が出たら薬を中止してください。
Stop the medicine if you have side effects such as dizziness.

❼ もし，熱や咳など感染症の症状が出た場合は直ちに薬を中止し医師に連絡してください。（免疫抑制薬）
Stop the medicine and contact the doctor immediately if you have symptoms of an infection such as a fever or cough.

❽ 呼吸困難が起こったら直ちに薬を中止し医師に連絡してください。
Stop the medicine and contact the doctor immediately if you have difficulty breathing.

❾ 広い範囲にかゆみが生じたら直ちに薬を中止し医師に連絡してください。
Stop the medicine and contact the doctor immediately if you have extensive itchiness.

❿ 強いめまいを感じたら直ちに薬を中止し医師に連絡してください。
Stop the medicine and contact the doctor immediately if you have severe dizziness.

⓫ 発疹や蕁麻疹が出たら直ちに薬を中止し医師に連絡してください。
Stop the medicine and contact the doctor immediately if you have rashes or hives.

⓬ まぶたや唇，喉がひどく腫れたら直ちに薬を中止し医師に連絡してください。
Stop the medicine and contact the doctor immediately if you have severe swelling of your eyelids, lips, or throat.

- ここまで注意喚起することは少ないかと思いますが，アレルギーを起こしやすい体質だったり，過去にアレルギーを起こしたりした経験がある方などには伝える機会があるかもしれませんね

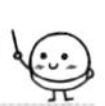

副作用って何をどこまで伝えるかは，薬や患者さんの背景によっても違うから難しいよね…

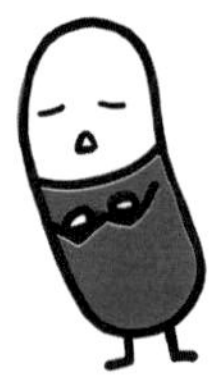

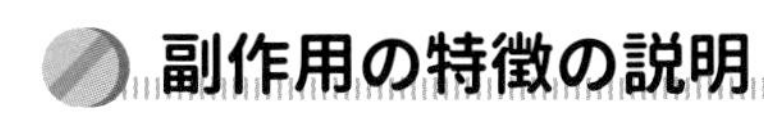

副作用の特徴の説明

続いて副作用の特徴についての説明です。副作用が心配という方に前もって伝えておくと安心かもしれませんね。

日本語▶英語 
55 (2-8Bje)

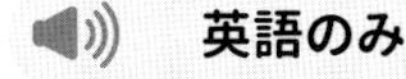
英語のみ 
55 (2-8B)

❶ 副作用は人により異なります。
The side effects vary from person to person.

❷ この薬の副作用は比較的軽いです。
The side effects of this medicine are rather mild.

❸ この薬で副作用を経験することは非常にまれです。
The side effects of this medicine are very rare.

❹ その副作用は１週間ほど続くかもしれません。（副作用で薬をやめたとき，半減期が長い薬など）
The side effects may last for about a week.

● 薬の効果が切れるまでの時間は「消失半減期（$t_{1/2}$）× 5」というのが知られています。覚えておくと便利ですね

❺ その副作用は飲み続ける限り続くかもしれません。
The side effects may last as long as you continue taking the medicine.

● "last" は形容詞で「最後の」という意味ですが，動詞になると「続く」という意味になります。もちの良い（崩れにくい）化粧品などで「ラスティング～」という表現も使われますね

❻ その副作用は体が薬に慣れるにつれて消えていくでしょう。
The side effects will go away as your body adjusts to the medicine.

●オピオイド鎮痛薬による吐き気など，薬の継続で副作用が和らぐ薬も多い

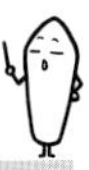

❼ 薬の服用を中止したら，その副作用も治まります。
When you stop the medicine, the side effects will also go away.

「中止してください」は，一番簡単な **"stop"** を使っていますが **"discontinue"** も使えます。余裕のある方はこちらの単語も使ってみてください。

また，「連絡してください」は **"contact us"** のほかにも **"inform us"** やシンプルに "call us"，「医師にご相談ください」は **"consult your doctor"** などの言い替えがあります。

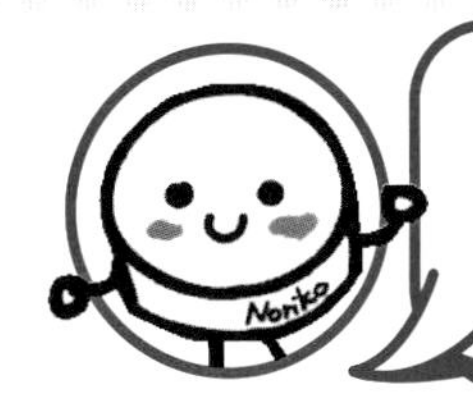

9. 2回目以降の確認事項

2回目以降に聞きたいこと

2回目以降の来局では症状の状態や,
副作用の有無などを確認したいですね

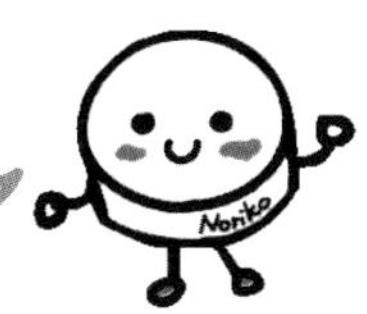

現在の症状について，状態を確認したいとき,

「○○の具合はいかがですか？」は

How is your ○○（疾患名）？

How is/are your ○○（症状）？

などで確認できます。

また，薬を服用し始めてから，何か特定の副作用などが出ていないか確認したいとき,「**薬の服用を始めてから○○のような症状はありましたか？**」と聞く場合,

Have you had ○○（症状） since starting the medicine?

のように，ピンポイントでの確認がよいでしょう。こちらから具体的に質問することで，会話もスムーズに進みます。また，この文章は “since” の代わりに “after” を入れても同じ意味になります。

2回目以降に使えるフレーズ

今回もいつもどおり症状は名詞で当てはめるだけなので，基本フレーズを覚えてしまいましょう。

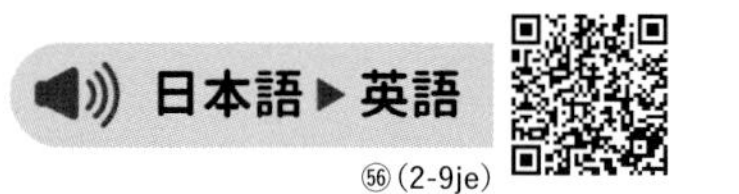

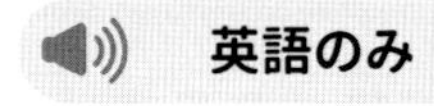

❶ 症状は良くなってきていますか？
Are your symptoms getting better?

❷ 痛みのほうはいかがですか？
How is your pain?

❸ 血圧はいかがですか？
How is your blood pressure?

❹ 喘息の具合はいかがですか？
How is your asthma?

❺ 最近血圧は安定していますか？
Has your blood pressure been stable recently?

❻ 最近血圧に変化はありますか？
Have you noticed any changes in your blood pressure recently?

⑦ 最近血糖値は安定していますか？（自己測定中の場合）
Have your blood sugar levels been stable recently?

⑧ 最近低血糖になったことはありますか？（副作用の確認）
Have you had low blood sugar recently?

⑨ 最近発作を起こしたことはありますか？（予防効果の確認）
Have you had any attacks recently?

⑩ 夜はよく眠れていますか？（睡眠薬の効果の確認）
Do you sleep well at night?
How is your sleep?

⑪ 薬を服用開始後，息苦しさを感じることはありましたか？
（副作用：β遮断，アスピリン喘息ほか）
Have you had difficulty breathing **since starting the medicine?**

⑫ 薬を服用開始後，日中に眠くなることはありましたか？
Have you had drowsiness during the day **since starting the medicine?**

⑬ 薬を服用開始後，朝起きにくいということはありましたか？
（睡眠薬の持ち越し効果）
Have you had difficulty waking up in the morning **since starting the medicine?**

●作用時間が長い薬では特に注意したいですね

⑭ 薬を服用開始後，胃の痛みを感じることはありましたか？
（NSAIDsなど）
Have you had a stomachache **since starting the medicine?**

⑮ 薬を服用開始後，便が黒くなることはありましたか？
（消化性潰瘍などでの消化管出血）
Have you had black stools **since starting the medicine?**

●タール便ともいわれ，NSAIDsなど胃腸に負担のかかる薬の副作用です

⑯ 薬を服用開始後，尿が赤っぽくなることはありましたか？
（横紋筋融解症の兆候のひとつ）
Have you had reddish urine **since starting the medicine**?

●薬の色のせいで尿が赤くなるものもあるので，伝え方には注意

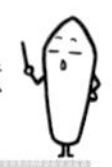

⑰ 薬を服用開始後，体のどこかにむくみが出ることがありましたか？
Have you had any swelling in your body **since starting the medicine?**

⑱ 薬を服用開始後，吐き気が出ることはありましたか？
（オピオイド，アセチルコリンエステラーゼ阻害薬など）
Have you had nausea **since starting the medicine?**

⑲ 薬を服用開始後，口が乾くことはありましたか？
（抗コリン薬など）
Have you had dry mouth **since starting the medicine?**

⑳ 薬を服用開始後，尿が出にくいと感じることはありましたか？
（抗コリン薬など）
Have you had difficulty urinating **since starting the medicine?**

●このような副作用が出る恐れがあるから，抗コリン薬は前立腺肥大症に禁忌なんですね

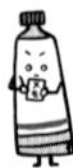

㉑ 薬を服用開始後，動悸がすることがありましたか？
（β刺激薬など）
Have you had palpitations **since starting the medicine?**

㉒ 薬を服用開始後，便秘になることはありましたか？
Have you had constipation **since starting the medicine?**

㉓ 薬を服用開始後，下痢や軟便になることはありましたか？
（便秘薬など）
Have you had diarrhea or soft stools **since starting the medicine?**

㉔ 薬を服用開始後，空咳が出ることはありましたか？（ACE阻害薬）
Have you had a dry cough **since starting the medicine?**

●空咳が "dry cough" なのに対し，痰が絡むような咳は "wet cough" ということもあります

㉕ 薬を服用開始後，何か困ったことはありませんでしたか？
Have you had any problems **since starting the medicine?**

㉖ その症状で日常生活に影響が出ていますか？
Are the symptoms affecting your daily life?

ここでもし気になることや問題があった場合は，必要に応じて前項第2章-8（172ページ）の副作用に対するフレーズや，第3章-3（227ページ）のイレギュラーな対応の疑義照会のフレーズ等で対応しましょう

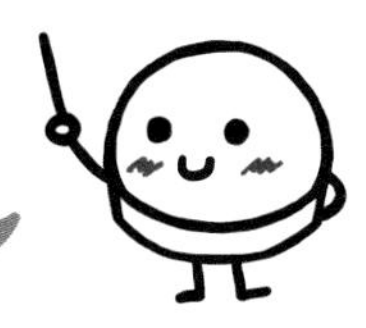

\Tip!/

患者さんから “The pain has eased.”（痛みは和らいできましたよ），“The blood pressure has been stable.”（血圧は安定しています）など，ポジティブな反応があったときは “That’s good to hear.”（それはよかったですね）などで答えましょう。シンプルに “Good.” のみでもよいでしょう

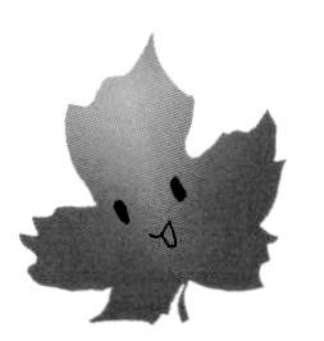

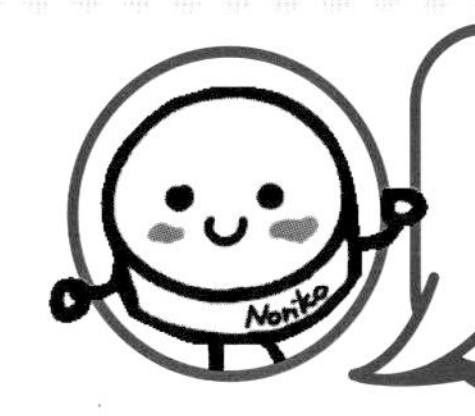

10. 効果の現れ方

効果の現れ方を説明しよう

飲んだらすぐに効果があるかな？

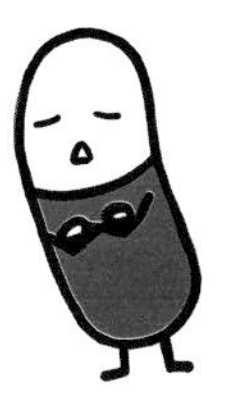

すぐに効果が出てほしいとき，患者さんから「どれくらいで効果が出ますか？」と聞かれることがあります。また特殊な用法の場合，どのように効果が出るのか疑問に思うときもあるでしょう。そのようなときに使えるフレーズです。「どれくらいで効果が出ますか？」は，

How soon does this medicine work?

と表現します。

薬の「効果がある」という表現はさまざまありますが，ここでは一番簡単な単語として “work” を使ってみましょう。薬が「働く」というイメージですね。また，「時間がかかる」という表現には “take” を使います。つまり，「効果が出るにはこれくらい時間がかかる」➡ “take（かかる時間）to work” となります。

また，ちゃんと指示どおりに服用することで効果が出ることを強調したいときには，「○○の頻度で服用／使うことで効果が発揮される」➡ “work when taken/used（頻度）” と表現します。

どれくらいで効果が現れるかの説明

take かかる時間 **to work**

日本語▶英語 
57 (2-10Aje)

英語のみ
57 (2-10A)

❶ この薬は30分ほどで効果が現れます。(鎮痛薬など)
This medicine **takes** about 30 minutes **to work.**

❷ この薬の効果が現れるまでに数日かかります。
This medicine **takes** a few days **to work.**

●定常状態になる薬は効果が安定するまで消失半減期 ($t_{1/2}$) の約５倍かかる！

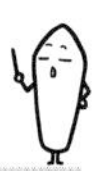

❸ この薬の効果が現れるまでに数週間かかります。(抗うつ薬など)
This medicine **takes** a few weeks **to work.**

●すぐに効かないと服用をやめてしまうことがあるので，
ときには時間がかかることを伝えるのも大事ですね

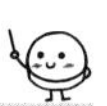

特殊な用法を持つ薬の説明

works when taken/used 頻度

日本語▶英語 
58 (2-10Bje)

英語のみ 
58 (2-10B)

❶ この薬は毎日服用することで効果を発揮します。
This medicine **works when taken** daily.

❷ この薬は毎日使用することで効果を発揮します。
This medicine **works when used** daily.

●頓用使用では効果が期待できない薬の指導に使えます

❸ この薬は週に1回服用することで効果を発揮します。
This medicine **works when taken** once a week.

❹ この薬は月に1回服用することで効果を発揮します。
This medicine **works when taken** once a month.

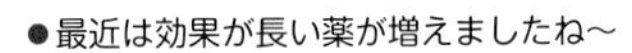
●最近は効果が長い薬が増えましたね～

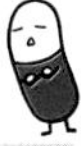

❺ この薬は1日おきに使用することで効果を発揮します。
This medicine **works when used** every other day.

❻ この薬を3日間服用すると，効果は7日間持続します。
(ジスロマック®)
When you take this medicine for 3 days, it will work for 7 days.

❼ この薬は皮膚から吸収され全身に作用します。(経皮吸収剤)
This medicine is absorbed through the skin and works the entire body.

●経皮吸収剤は嚥下困難時や小さなお子さんなどで，薬の投与が難しい場合に便利ですね

❽ この薬は皮膚から吸収され1日中効果が続きます。(経皮吸収剤)

This medicine is absorbed through the skin and works throughout the day.

●経皮吸収剤は成分が徐々に放出されるから安定した効果が期待できる！

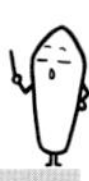

❾ この薬は口の粘膜から吸収されすぐに効きます。(ニトロペン®舌下錠など)

This medicine is absorbed through the lining of the mouth and works immediately.

●ニトロペン®は代表的な舌下錠で，舌下に置いて１～２分で効果が期待できるので発作時に使用されます

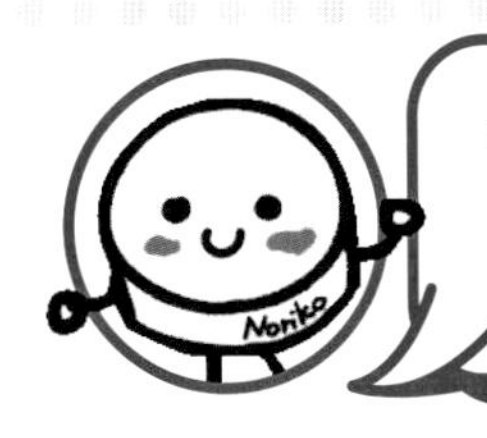

11. 子ども，お年寄り，本人以外への投薬

本人以外に説明するとき

お子さんや，認知機能に不安のあるお年寄りに対する薬の場合には，ご家族など本人以外へ投薬することがありますね。その場合，“you” ではなく，それぞれ三人称を使うことになります。三人称の場合，“you” よりも動詞の変化があり少しややこしいですが，ここでもできるだけシンプルな表現を使っていきましょう。

子どもの表現は基本的にすべて **“your child”**，お年寄りは **“he”** を使って作成していますので，それぞれ適切な単語に置き換えてください。

赤ちゃん：your baby，お嬢さん：your daughter，息子さん：your son，
お母様：your mother，お父様：your father
その他 “he”，“she” などの代名詞をあてはめてください。

お子さんの薬について説明するときのフレーズ

日本語▶英語
(59) (2-11Aje)

英語のみ

(59) (2-11A)

❶ お子さんは何歳ですか？
How old is your child?

❷ お子さんの体重はどれくらいですか？
What is your child’s weight?

❸ お子さんは何か薬にアレルギーはお持ちですか？

Is your child allergic to any medicines?

❹ お子さんは何か食べ物にアレルギーはお持ちですか？

Is your child allergic to any foods?

❺ お子さんは錠剤が飲め（飲み込め）ますか？

Can your child swallow tablets?

●錠剤は５歳くらいからチャレンジすることが多いですね

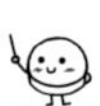

❻ お子さんは粉薬が飲めますか？

Can your child take powdered medicine?

●ドライシロップは粉状だけど水に溶けるので，いわゆる粉薬とはちょっと違う

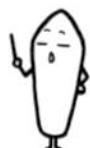

❼ この薬は甘いいちご味です。

This medicine has a sweet strawberry flavor.

●"～ flavor" で「～味」という表現になります

❽ この薬は口の中ですぐに解け，水なしで服用できます。（OD錠）

This medicine dissolves quickly in the mouth and can be taken without water.

❾ ミルクと混ぜないでください。

Do not mix it with milk.

⑩ 熱が38.5度以上のときに，坐薬を１つお子さんのおしり／直腸に入れてください。

Insert 1 suppository into your child's bottom/rectum when his temperature is over 38.5 degrees.

⑪ このシリンジで10mLを量り，お子さんの頬の内側に流し込んでください。（ストラテラ®内用液など）

Measure 10 mL with this syringe and pour it inside your child's cheek.

●きっかり計りたい薬には，製薬会社が専用の容器とシリンジを提供しています

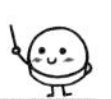

⑫ 子どもは自分でテープを剥がしてしまうことがあるので，お子さんの手が届かない場所に貼ってください。（ホクナリン®テープなど）

Children may remove the patch themselves, so please apply it to a place where your child cannot reach it.

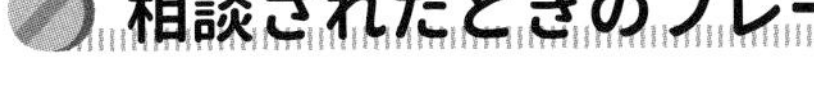

お子さんがうまく薬を飲んでくれないと相談されたときのフレーズ

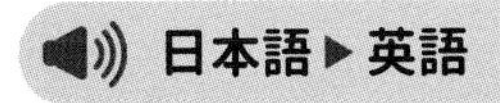

60（2-11Bje）

60（2-11B）

① 哺乳瓶の乳首に入れ，赤ちゃんに飲ませてみてください。

Try putting it in the nipple of a baby bottle and give it to your baby.

●哺乳瓶を使ったことがないとイメージが難しいかも？

❷ 授乳の前に赤ちゃんに与えてみてください。

Try giving it to your baby before breastfeeding.

●「食後」にこだわって授乳後にあげるとお腹がいっぱいで飲んでくれないことも。食前で問題ない薬の場合は授乳前に与えるのもおすすめ

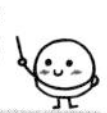

❸ アイスクリームと混ぜて与えても問題ありません。

You can mix it with ice cream and give it.

●チョコレートアイス最強説があるよね！

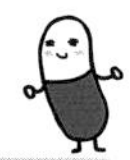

❹ リンゴジュースに混ぜて与えても問題ありません。

You can mix it with apple juice and give it.

❺ 服薬ゼリーを利用してみてはいかがですか？

How about using swallowing gel?

❻ この粉薬に数滴のお水を入れペースト状にし，お子さんの上顎か，頬の内側に塗りつけ，すぐにお水を飲ませてみてください。

Mix this powder with a few drops of water to make a paste. Apply it to your child's upper jaw or the inside of his cheek, and then give him water to drink right away.

お年寄りや介護をされている方によく使うフレーズ

薬の量が多いためODP（一包化）にするときや，嚥下困難の対策などお年寄りならではのフレーズがあるのでそれらを学びましょう。

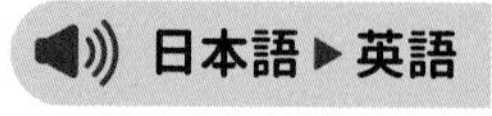

61 (2-11Cje)

61 (2-11C)

❶ 錠剤を飲み込むのが大変ですか？（嚥下困難，剤形変更の必要性）
Do you have difficulty swallowing tablets?

❷ 粉薬のほうがよろしいですか？
Do you prefer powdered medicine?

❸ 唾液に溶ける錠剤（OD錠）のほうがよろしいですか？
Do you prefer tablets that dissolve in saliva?

●「OD 錠」は正確には "orally disintegrating tablet" のことですが，シンプルに "dissolving tablet（溶解錠）" でも OK です

❹ ご自宅に薬が余っていますか？（残薬確認）
Do you have leftover medicines at home?

❺ 余っている薬をすべてお持ちください。次回分として使えます。（残薬調整）
Please bring all your leftover medicines to the pharmacy. You can use them for your next dose.

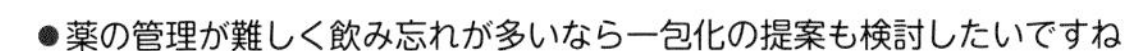
●薬の管理が難しく飲み忘れが多いなら一包化の提案も検討したいですね

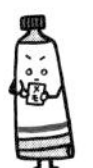

❻ 一包化をご希望ですか？
Do you prefer a one-dose package service?

❼ いくつかの薬をこのように1つの袋にまとめることができます。（見本を見せながら）
We can combine multiple medicines together into a single-dose package like this.

❽ 1週間ごとのお薬ケースを使用するのはいかがでしょう？
How about using a weekly medicine organizer?

⑨ 1週間ごとのお薬カレンダーを使用するのはいかがですか？

How about using a weekly medicine calendar?

●“calendar”の発音は日本人が発音すると“colander”（ザル）の発音になりがちなので注意。「カレンダー」というより，「**キャ**レンダー」に近い発音です

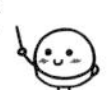

⑩ こちらは味がいくつかあります。バニラ，コーヒー，いちごがありますがどれがよろしいですか？（エンシュア®・Hなど）

This medicine comes in different flavors.

You can choose from vanilla, coffee, or strawberry.

⑪ ご本人は薬について何か困っていることはありますか？（家族や施設職員など薬の管理者に対して）

Does he have any problems with his medicines?

“medicine organizer”は一般的にはプラスチックケースのようなものが多く，海外ではよく使われています。ピルケースのなかでも日付や曜日によって仕分けできるような，より整理しやすいケースです

また，お薬カレンダーは日本ではよく使われますが，海外ではカレンダータイプはあまり見かけません。日本では一包化サービスが浸透しているので，ケースよりもカレンダーのほうが管理しやすいからのようです。現物を見せながら説明するとわかりやすいですね。

服薬補助グッズの使い方

子どもや嚥下困難のあるお年寄りに薬を飲んでもらうのが難しいときがありますね。そんなときは少しでも薬を飲みやすくするために，オブラートや服薬ゼリーを使うことがあると思います。ここではよく使われるオブラートと服薬ゼリーの説明について取り上げます。

文字で説明すると長くなってしまうため、できるだけシンプルなフレーズにしていますが，イメージがしにくいかもしれないので製品のイラストを見

せながら，またはジェスチャーを混ぜながら説明してみてください。

⑥②(2-11Dje)

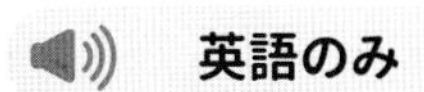

⑥②(2-11D)

❶ オブラートは湿らせると表面が溶け滑らかになり，包まれた薬が飲み込みやすくなります。
When you moisten the oblate, its surface will dissolve and turn smooth, making it easier to swallow the wrapped medicine.

❷ オブラートの使い方（食べられるフィルム）
1. a：（円盤）オブラートの中央に薬を置きます。
   b：（袋）袋オブラートに薬を入れます。
2. 薬を閉じ込めるようにオブラートの端をねじります。
3. オブラートを半分ほど水に浸けて湿らせます。
4. 湿らせたオブラートを舌の上に置きます。
5. オブラートと薬を一緒に水で飲み込みます。
6. オブラートと薬がスムーズに飲み込めるように，十分に水を飲みます。

※オブラートは一度水に浸かると溶けますので，できるだけ素早く服用してください。

How to use oblate (edible film)
1. a：Place the medicine in the center of the oblate.
   b：Put the medicine in the pouch oblate.
2. Fold and twist the edges of the oblate to seal the medicine inside.
3. Dip the oblate in water about halfway to moisten it.
4. Place the moistened oblate on your tongue.
5. Swallow the oblate and medicine together with water.
6. Drink enough water to ensure the oblate and medicine go down smoothly.

※Once oblate is soaked in water, it will melt, so please take it as soon as possible.

●"edible" とは「食べられる」という意味。"oblate" より "edible film" のほうが伝わるかも？

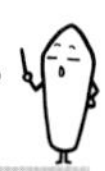

❸ 服薬ゼリーの使い方

1. カップに適量のゼリーを注ぎ，その上に薬を乗せます。
2. スプーンを使って薬の上にさらにゼリーを乗せ，完全に薬を覆います。
3. ゼリーと薬は混ぜないでください。
4. 薬を包み込んだゼリーを飲み込みます。

How to use swallowing gel

1. Pour an appropriate amount of gel into a cup and place the medicine on top.
2. Use a spoon to apply additional gel on top of the medicine, covering it completely.
3. Do not mix the gel and medicine.
4. Swallow the gel with the medicine inside it.

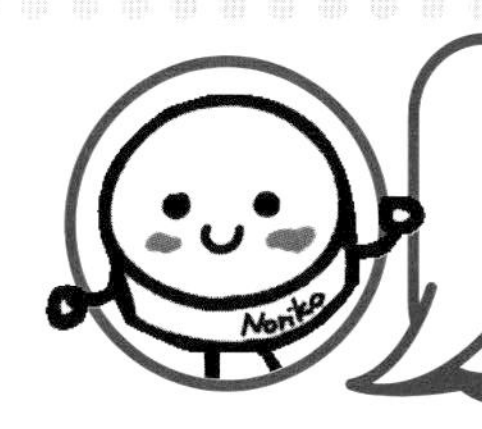

12. 特殊な剤形（吸入剤）

特殊な使い方を説明しよう

使い方が難しい薬があるね…

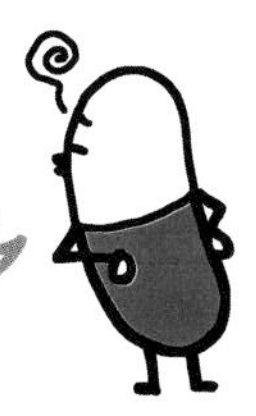

まずは吸入剤です。デバイスはさまざまですが，基本的な動作は同じフレーズを使っていきます。特にステロイド配合薬が多いと思うのでステロイド系の吸入剤で共通したフレーズをマスターしましょう。

吸入でよく使う「カチッと音が鳴るまで」は **"until it clicks"** です。これは注射剤でもよく使うので覚えておきたいフレーズです。また，「ここにある空気孔は塞がないようにご注意ください」は "Please be careful not to cover the air hole here." と表現します。こちらも覚えておくとよいでしょう。

吸入剤の説明時に使えるフレーズ

吸入剤は共通した動作説明が多いので，まずは共通したフレーズを覚えましょう。

吸入共通

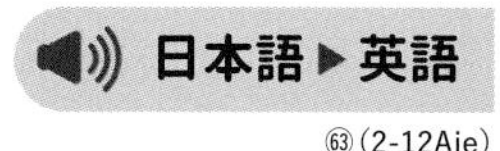

⑥③（2-12Aje）

英語のみ

⑥③（2-12A）

❶ 吸入器から離して深く息を吐きます。
Breathe out deeply away from the inhaler.

❷ マウスピースを口に入れ（口にくわえ）ます。
Put the mouthpiece in your mouth.

❸ ゆっくり／素早く，そして深く口から吸います。（デバイスによって速さが異なる）
Breathe in slowly/quickly and deeply through your mouth.

❹ 数秒間，息を止めます。（具体的な秒数があればそれを伝える）
Hold your breath for a few seconds.

❺ 吸入後に水で口をすすいで吐き出します。（主にステロイド配合剤の場合に必要なフレーズ）
After inhaling, rinse your mouth with water and spit it out.

●ステロイド配合剤を吸入後にうがいをするのは，声枯れ（嗄声）や口の中にカビが生える（カンジダ症）などの予防のためです

❻ これは副作用のリスクを少なくするために重要です。
It is important to minimize the risk of side effects.

❼ 喘息発作を予防するために定期的に使用することが重要です。
It is important to use it regularly to prevent asthma attacks.

❽ 症状を安定させるために定期的に使用することが重要です。（COPDほか，さまざまな剤形に使えるフレーズ）
It is important to use it regularly to control the symptoms.

次にデバイスごとの説明です。❶～❺と書いてある箇所には，必要に応じて吸入共通の❶～❺のフレーズをあてはめて使ってください。

ディスカス®（アドエア®など）

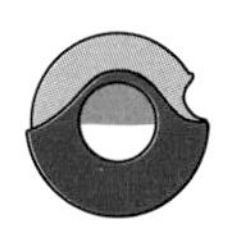

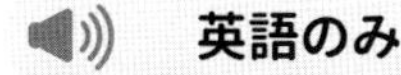

⑭(2-12Bje)

⑭(2-12B)

❾ カバーをスライドして開けます。
Slide the cover to open.

❿ カチッという音が聞こえるまでレバーをスライドします。
Slide the lever as far as it will go until it clicks.

➡吸入共通❶❷❸❹（❺）（196ページ）

⓫ カバーをスライドして閉めます。
Slide the cover to close.

ブリーズヘラー®（エナジア®など）

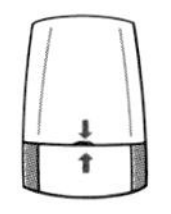

⑮(2-12Cje)

⑮(2-12C)

⓬ キャップをとりはずします。
Remove the cap.

●ブリーズヘラーは使うたびに薬剤の入ったカプセルをセットし，そのカプセルに穴を開けて中の薬剤を吸い込む吸入剤です

⓭ マウスピースを傾けて開けます。
Tilt the mouthpiece to open.

⓮ カプセルを吸入器の穴に入れます。
Place the capsule into the hole of the inhaler.

⑮ カチッと音がするまでマウスピースを閉めます。
Close the mouthpiece until it clicks.

⑯ 横の穴あけボタンを押します。
Press the side-piercing buttons.

●"pierce" は，日本では「ピアス」（名詞）として使われていますが，これは和製英語。実際には「穴を開ける」という動詞です

➡吸入共通❶❷❸❹（196ページ）

⑰ 吸入中は，カラカラと音が聞こえます。
During inhalation, you will hear a whirring noise.

⑱ マウスピースを開けてカプセルを取り出します。
Open the mouthpiece and remove the used capsule.

➡（吸入共通❺（196ページ））

⑲ キャップをつけて閉めます。
Put the cap back on to close it.

エリプタ®（レルベア®，テリルジー®など）

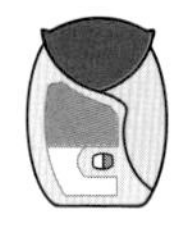

日本語▶英語

⑯（2-12Dje）

英語のみ

⑯（2-12D）

⑳ カチッと音がするまでカバーをずらし下げます。
Slide the cover down until it clicks.

➡吸入共通❶❷❸❹（❺）（196ページ）

㉑ カバーをスライドして閉めます。
Slide the cover to close.

タービュヘイラー®（シムビコート®など）

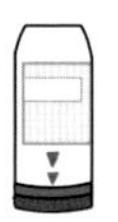
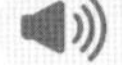

⑰(2-12Eje)
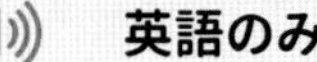

⑰(2-12E)

㉒ キャップを取りはずします。
Remove the cap.

●初回の操作は省略しています。㉚のフレーズを使って，
薬局で初回のセットを済ませてあげるのもありですね

㉓ 色のついたベース部分を下にして立てて持ち，ベース部分を右方向に最後まで回します。
Hold it upright with the colored base part down and rotate the base part to the right all the way to the end.

㉔ 次にカチッという音が聞こえるまで左方向に回します。
Then rotate it back to the left until it clicks.

➡吸入共通❶❷❸❹（❺）（196ページ）

㉕ キャップをつけて閉めます。
Put the cap back on to close it.

レスピマット®（スピオルト®など）

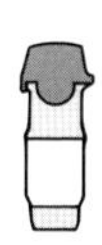
日本語▶英語

⑱(2-12Fje)
英語のみ

⑱(2-12F)

㉖ キャップは閉じたままにして，カチッという音が聞こえるまで，ラベルの矢印の方向に透明な部分を回します。

Keep the cap closed then turn the clear part in the direction of the arrow on the label until it clicks.

㉗ キャップを開けます。

Open the cap.

➡吸入共通❶❷（196ページ）

㉘ 口からゆっくり深く息を吸い始めたら，ボタンを押し，そのまま息を吸い続けます。

As you start to breathe in slowly and deeply through your mouth, press the button, and keep breathing.

➡吸入共通❹（❺）（196ページ）

㉙ キャップを閉めます。

Close the cap.

㉚ 初回にだけ必要な操作があるので，すぐに使えるようにこちらでセットしてからお渡ししてもよろしいですか？

Is it okay if we set it up for you beforehand, so you can use it right away without any need for preparation?

●すぐに使用する場合，始めのセットを薬局で終わらせたほうがスムーズなので，このように聞いてセットしてから渡すと説明がとても楽になります

エアゾール（メプチンエアー®など）

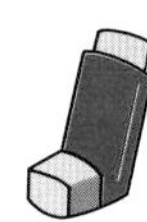

日本語▶英語

⑲（2-12Gje）

英語のみ

⑲（2-12G）

㉛ キャップをとりはずし，吸入器をよく振ります。
Remove the cap and shake the inhaler well.

㉜ 初めて吸入器を使用する場合や，長時間使用していなかった場合は，霧状の薬が出てくるまで数回空打ちをしてください。
When using the inhaler for the first time or after a long time, prime it a few times until a mist of medicine comes out.

➡ 吸入共通 ❶ ❷（196ページ）

㉝ 口からゆっくり深く息を吸い始めたら，キャニスターを押し下げます。
As you start breathing in slowly and deeply through your mouth, press down on the canister.

●「キャニスター」は缶や筒を意味しますが，医療用で薬の入ったスプレー缶なども「キャニスター」といいます

➡ 吸入共通 ❹（❺）（196ページ）

㉞ キャップをつけて閉めます。
Put the cap back on to close it.

エアゾールは薬剤により推奨される使用方法が異なり，通常のマウスピースを口で覆う方法と肺内沈着率を上げるためにマウスピースを口で覆わない次のような吸入方法があります。

A. マウスピースを歯で噛んではさみ，隙間から空気が通るように口を大きく開けて吸入する（クローズドマウス法）
B. マウスピースから口を3～4cm離して吸入する（オープンマウス法）

これらの場合，共通のフレーズである “Put the mouthpiece in your

mouth.” ではなく次のような言い方ができます。

A. Bite the mouthpiece with your teeth, keeping your mouth open wide to allow air to pass through.
B. Keep your mouth about 3 to 4 cm away from the mouthpiece and inhale.

また，メプチンエアー®のようにβ刺激薬の単剤はステロイドが配合されていないためうがいの必要はないと言われることも多いですが，実際はうがいをすることが推奨されています（薬剤の約80%は口腔内に付着するといわれており，薬剤を唾液と一緒に飲み込むことにより動悸や振戦のような全身性の副作用が発現する恐れがあるため）。

＼Tip!／

息を「吸う／吐く」という単語はここで使用している “breathe in/out” のほかに，“inhale/exhale” という単語もあります。こちらのほうが若干フォーマルな言い方です。“inhale” は「吸入する」の動詞と同じ。“inhaler” は「吸入器」のことですね。ニュアンスの違いはありますがどちらでも好きなほうを使ってください

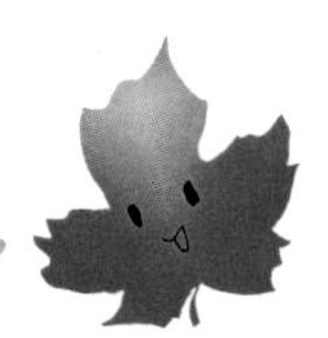

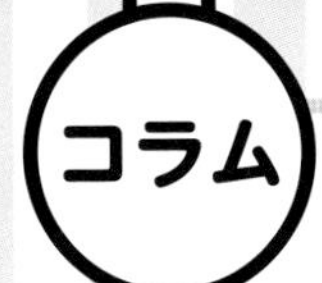

イナビル®

抗インフルエンザウイルス薬の吸入は，使い方が特徴的で説明が難しいですね。イナビル®は英語版の指導箋が公開されているので（https://www.influ-news.info/s/en/usage.html），印刷して説明するのがよいと思います。さらに，デモ用のデバイスで説明するとより明確ですね。

イナビル®よりもさらに説明が難しいのがリレンザ®です。日本語が全く通じない外国の方にこれを処方する医師はまずいないと思うのですが，もしそんな処方に出くわしてしまったら特別な理由がない場合は，イナビル®か他の抗ウイルス薬に変更してもらえないか聞いてみるのもありかもしれませんね。

海外でも使われているので，患者さんが使ったことがあればいいのですが，まったくの初めてだと，そもそも適切に吸入できない可能性もあり治療の妨げになりかねません。どうしてもリレンザ®でという場合は，ネットで動画を検索して一緒に見るなどしてしっかり理解できたか確認したいところです。

“how to use relenza” などで検索すると動画や英語の指導箋が見つかります。また，グラクソ・スミスクライン社が公開している添付文書にもイラスト付きで使い方が載っていますので，そこだけ印刷するのもわかりやすいかと思います。

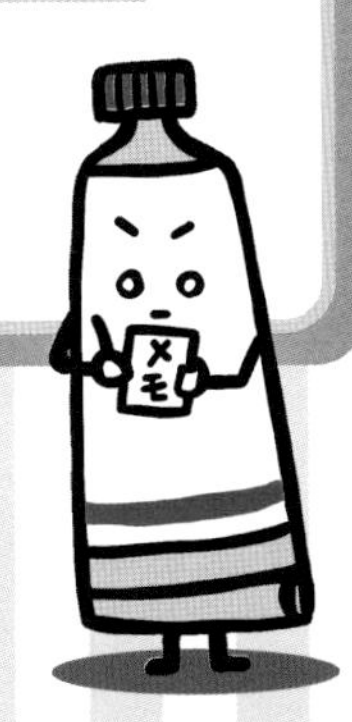

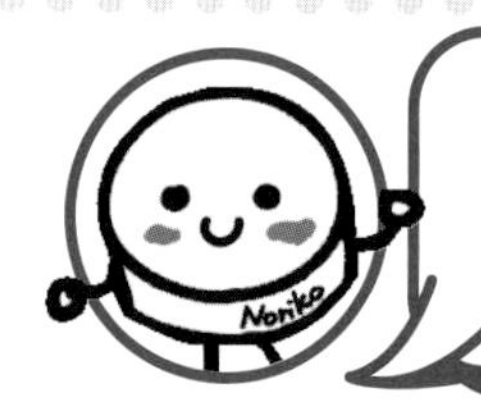

13. 特殊な剤形（注射剤）

自己注射剤の説明をしよう

続いては注射剤の説明です。

主にインスリン注射が多いですが，最近ではインスリン以外の糖尿病治療薬，骨粗鬆症治療薬，片頭痛治療薬，免疫抑制薬などでも自己注射ができる薬が増えてきました。

デバイスもさまざまですが，すべてを取り上げるのは難しいので，最近主流となっているタイプを取り上げます。似たようなタイプのデバイスでも使用方法が微妙に異なることがあるため，ここで確認してください。

自己注射剤の保管時の説明

まずは保管について，特に温度管理は注射剤によって対応が異なるため，それぞれで確認が必要です。

日本語▶英語 ⑩（2-13Aje）

英語のみ ⑩（2-13A）

❶ 注射剤は使用するまで冷蔵庫で保管してください。
Store the injection in the refrigerator until you use it.

❷ 凍らせてしまうと使えませんので，凍らせないように注意してください。
Make sure not to freeze it as it will become unusable.

❸ 注射は使用する前に30分間室温においてください。
Leave the injection at room temperature for 30 minutes before using.

❹ 開封前は冷蔵庫に保管して，開封後は室温で保管してください。
Store it in the refrigerator before opening, and at room temperature after opening.

●室温で保管を始めると，記載された使用期限とは関係なく「そこから○日」と安全性の高い期間が決められているので注意

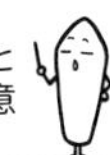

❺ 開封後は室温，または冷蔵庫内で保管してください。
Store it either at room temperature or in the refrigerator after opening.

●製品によっては開封後も冷蔵庫で保管できるものもあり，これは真夏の保管ではちょっとうれしい特徴です

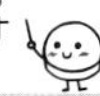

❻ 使用後は毎回冷蔵庫にしまってください。
Store it in the refrigerator after each use.

●開封後も必ず冷蔵庫で保管する必要がある注射剤もあります

一般的なペン型タイプの手順

日本語▶英語

㉑（2-13Bje）

英語のみ

㉑（2-13B）

❶ 注射の準備を始める前に手を洗います。
Wash your hands before you start to prepare your injection.

❷ ペンキャップを取り外します。
Remove the pen cap.

❸ ペンの先のゴム栓をアルコール綿で拭きます。

Wipe the rubber seal that covers the tip of the pen with an alcohol swab.

❹ 針の紙の封（保護シール）を剥がします。

Remove the paper cover from the needle.

❺ キャップがついたまま，針をペンにまっすぐ押し込み，しっかり締まるまで針を回します。

Push the capped needle straight onto the pen and turn the needle until it is tight.

❻ 外側の針キャップを外します。

Remove the outer needle cap.

❼ この外側の針キャップは後で必要になるので捨てないでください。

Do not throw away the outer needle cap because you will need it later.

●針を安全に捨てるためにキャップが必要

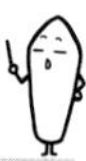

❽ 内側の針キャップを取り外し捨てます。

Remove the inner needle cap and throw it away.

❾ 単位設定ダイヤルを回して，2単位にセットします。

Turn the dose selector to 2 units.

●ランタス®XR ソロスターなど 3 単位のものもあるのでその場合は単位数を変えてください

❿ 針が上向きになるように持ちます。

Hold the pen with the needle pointing up.

⑪ ペンの先を軽く数回弾いて，気泡を上のほうに移動させます。
Gently tap the tip of the pen a few times to let any air bubbles to rise to the top.

⑫ ダイヤル表示が「0」になるまで注入ボタンを押します。
Press the dose button until the dose counter shows “0”.

⑬ インスリンの液がペンの先から出てきます。
A drop of insulin should come out of the needle.

●インスリンではない注射の場合は “insulin” の部分を “liquid” や “medicine” などに置き換えて応用しましょう

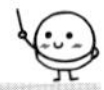

⑭ もしインスリンの液体が見られない場合は，この空打ち操作を繰り返してください。
If you do not see a drop of insulin, repeat this priming procedure.

●「空打ちする」は英語で “prime” といい，スプレーの空打ちなどにも使います

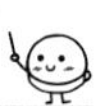

⑮ それでもまだインスリンの液体が見られない場合は，針を変え，もう一度空打ち操作をしてください。
If you still do not see a drop of insulin, change the needle and repeat the priming procedure once more.

⑯ 設定ダイヤルを回して，ご自分の注射する単位に設定します。
Turn the dose selector to the number of units you need to inject.

⑰ もし間違った単位を設定してしまったら，単位設定ダイヤルを前後に回して，正しい単位に設定できます。
If you select the wrong dose, you can turn the dose selector forward or backward to the correct dose.

⑱ 注射する部位をアルコール綿で消毒します。
Clean the injection site with an alcohol swab.

⑲ 針を皮膚に差し込みます。
Insert the needle into your skin.

⑳ ダイヤルが「0」になるまで注入ボタンを押し込みます。
Press and hold down the dose button until the dose counter shows “0”.

㉑ 針は皮膚の中にある状態で10まで数えます。
Keep the needle in your skin and count to 10.

●ここは薬剤によって異なるので具体的な秒数があればそれを入れよう

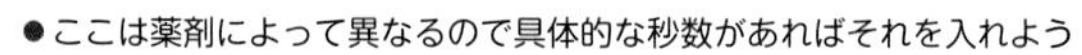

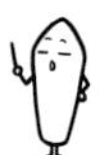

㉒ 注入ボタンを押しながら針を皮膚から抜きます。
Pull the needle out of your skin with pressing the dose button.

㉓ 外側の針キャップを針に戻します。
Put the outer needle cap back on the needle.

㉔ キャップのついた針を取り外し，蓋のついたしっかりとした（耐穿刺性のある）容器に捨てます。
Remove the capped needle and throw it away in a puncture-proof container with a lid.

●“proof” は「耐～」という意味があります。“water proof（耐水性）” が良い例ですね

懸濁用インスリン注射の手順

日本語▶英語
⑫（2-13Cje）

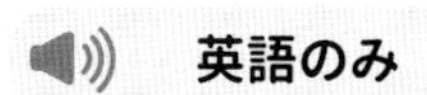
英語のみ

⑫（2-13C）

❶ こちらは懸濁タイプのインスリンなので，混ぜる（懸濁させる）必要があります。
This is a cloudy type of insulin and requires mixing.

❷ 手のひらの中でペンを10回転がし，次に10回振ります。
Roll the pen between your palms 10 times, then tip it 10 times.

❸ この操作は毎回注射をする前に必要です。
You need to do this procedure before every injection.

● この後の操作は基本的には一般的なペン型タイプの注射剤と同じです

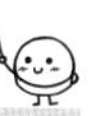

オートインジェクターの手順

針をつける必要がなく，1回使い切りタイプの注射です。デバイスにより若干仕様が異なる場合があります。

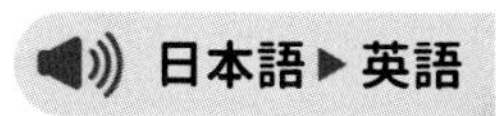
日本語▶英語

⑬（2-13Dje）

英語のみ

⑬（2-13D）

❶ 注射する部位をアルコール綿で消毒します。
Clean the injection site with an alcohol swab.

❷ キャップを取り外します。
Remove the cap.

❸ オートインジェクターを注射する場所に直角に当てます。
Place the auto-injector at a right angle to the injection site.

●針の取り付けがいらないので，いきなり注射操作に入ります

❹ オートインジェクターをしっかり押し当てると注射を開始したことを意味するカチッという音が聞こえます。（セーフティロックがないタイプ：アジョビ®など）
Press down firmly on the auto-injector, and you will hear a click indicating that the injection has started.

❺ ロックリングを回してペンのロックを解除し，注射を開始したことを意味するカチッという音が聞こえるまでボタンを長押しします。（セーフティロックがあるタイプ：マンジャロ®など）
Unlock the pen by turning the locking ring, then press and hold the button until you hear a click indicating that the injection has started.

❻ 2回目のカチッという音が聞こえるまでしっかり押し当てます。
Continue holding down firmly until you hear a second click.

●オートインジェクターは「カチッ」という音のサインが重要

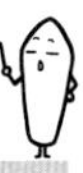

❼ 次にすべての薬が注射されるように，10秒そのまま待ちます。
Next, wait for about 10 seconds to ensure that all the medicine is injected.

●ここも薬剤によって秒数が異なるので，適宜秒数を変更しよう

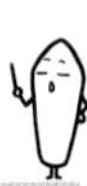

❽ 針を皮膚から抜きます。
Pull the needle out of your skin.

❾ 蓋のついたしっかりとした(耐穿刺性のある)容器に捨ててください。
Throw it away in a puncture-proof container with a lid.

エピペン®の手順

⑭(2-13Eje)

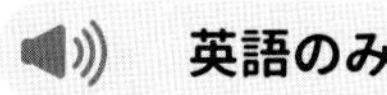

⑭(2-13E)

❶ 青色の安全キャップを真上に引き上げて外します。
Remove the blue safety cap by pulling it straight up.

❷ オレンジ色の先端を太ももの外側の真ん中に当てます。
Place the orange tip against the middle of your outer thigh.

❸ エピペン®をしっかりと振り下ろして，カチッという音がするまで太ももに押し込みます。
Firmly swing down and push the EpiPen® into your thigh until you hear a “click”.

❹ 3秒間，しっかりと固定します。
Hold firmly in place for three seconds.

❺ 必要であれば衣服の上からエピペン®を注射することもできます。（ズボンなどを履いている場合，その上から注射しても使えます）
You can inject the EpiPen® through clothing if necessary.

エピペン®はとにかく時間との勝負となるため，操作を細かく丁寧に伝えると実際に使うときにうまく扱えません。できるだけ簡潔に伝えるため，公式サイトでも2ステップで紹介されています。振り下ろすのは理想的な角度(90度)を保つことと，勢いをつけることで確実に薬が注入されるようにこのような表現となっています。

英語で書かれたサイトの解説リンクなどをお伝えするのがよいでしょう。こちらでは他の言語のパンフレットも印刷できます(https://www.epipen.ca/how-to-use-epipen)。

注射剤の使用法は説明がとても長くなってしまうため，ビギナーさん向けではありません。すべてを完璧に覚えようとせず，海外の指導箋を利用し，現物を見せながら一緒に操作を確認するのがおすすめです。また，製薬会社によっては動画を作成しているところもあります。海外の指導箋や動画は，英語の薬剤名と“how to use”などの単語を入れて検索すると，比較的簡単に見つけることができます。動画サイトがある場合は，そのURLやQRコードを印刷し，家でも確認できるようにすると安心です。

注射剤はハードルが高すぎるから海外のサイトを検索する方法だけ身につけて，英語の指導箋を印刷して渡そう…。動画のサイトを教えれば家でも確認できるしね！　うん，そうしよう…

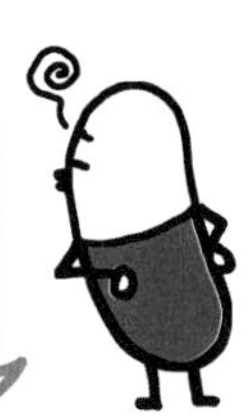

日本語▶英語 
⑮(2-13Fje)

英語のみ 
⑮(2-13F)

注射剤関連の重要単語	
❶ペンキャップ	pen cap
❷ゴム栓	rubber seal
❸インスリンカートリッジ	reservoir
❹ダイヤル表示	dose counter
❺単位合わせダイヤル	dose selector
❻注入ボタン	dose button
❼外側の針キャップ	outer needle cap
❽内側の針キャップ	inner needle cap
❾針	needle
❿保護シール	paper cover/paper tab
⓫アルコール綿	alcohol swab
⓬空打ちをする	prime

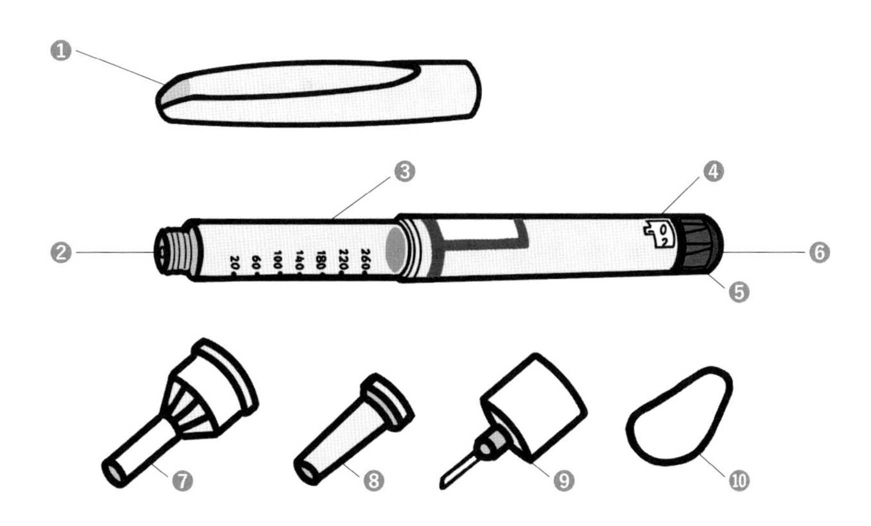

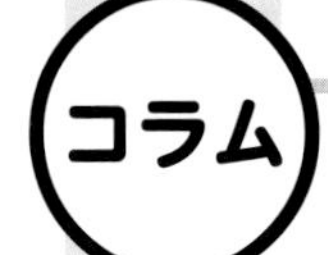

抗菌薬？　抗生物質？

薬の分類として「抗生物質」＝“antibiotics”は一般の方でもよく使うので覚えておきたい単語です。

よく抗微生物薬として，「抗菌薬」「抗生物質」「抗生剤」についてそれぞれの詳細な定義が指摘されることがありますが，日本語では「抗菌薬」よりも「抗生物質」または「抗生剤」と言ったほうが多くの患者さんに伝わりやすいように，英語でも「抗菌薬」を意味する“antibacterials”よりも「抗生物質」を意味する“antibiotics”と言ったほうが伝わりやすいため，正確性にこだわるより伝わる単語を選ぶとスムーズです。

- **抗菌薬（antibacterial agents）**：抗微生物薬のなかで細菌に対して作用する薬剤の総称として用いられる。
- **抗生物質（antibiotics）**：微生物，その他の生活細胞の機能阻止または抑制する作用（抗菌作用と言われる）を持つ物質であり，厳密には微生物が産出する化学物質を指す。
- **抗生剤**：抗生物質の抗菌作用を利用した薬剤を指す通称。

（厚生労働省：抗微生物薬適正使用の手引き 第三版より引用）

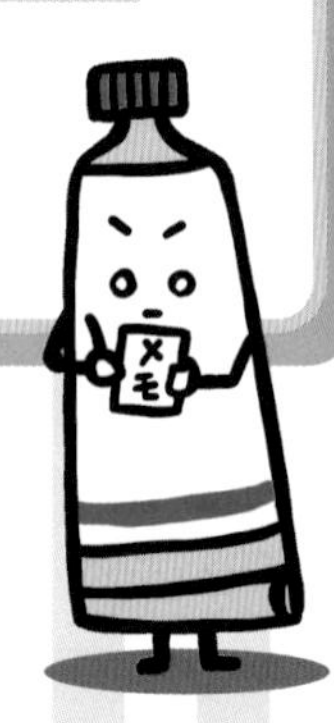

第3章

投薬以外の英語フレーズ（中級編）

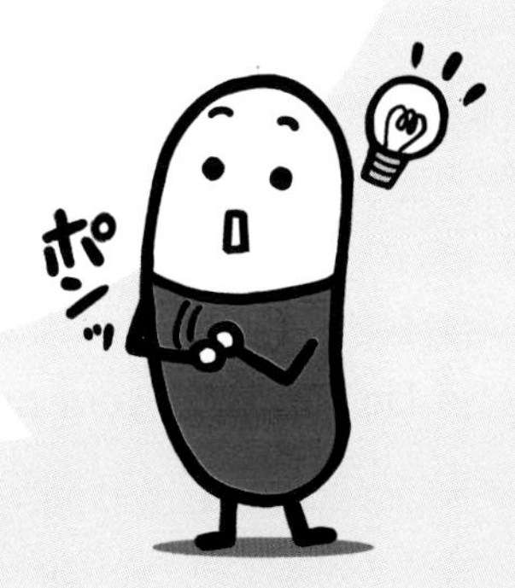

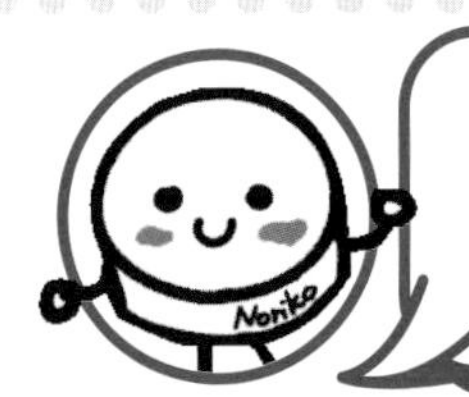

1. 受付時のフレーズ

受付時のフレーズを覚えよう

Do you speak English?

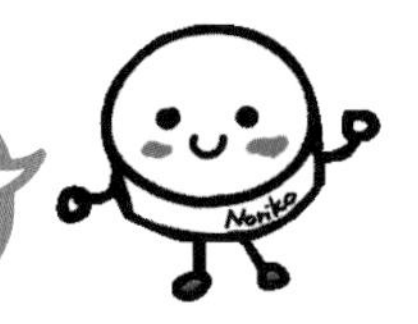

見た目で外国の方だと思っても実は日本語がペラペラだったり，母国語が英語でなかったりすることも多いので，いきなり英語で話しかけるのは失礼にあたるかもしれません。まずは日本語で話しかけ，日本語が通じない場合に，英語が話せるかどうか確認したほうがよいでしょう。

「英語が話せますか？」はそのまま英語にして “Can you speak English?” と言いたくなりますが，口調によってはあまりいいイメージを持たれないため，ここは “Do you speak English?” と尋ねましょう。

受付時の基本フレーズ

日本語▶英語 
⑯ (3-1Aje)

英語のみ 
⑯ (3-1A)

❶ 英語は話せますか？
Do you speak English?

❷ 処方箋はお持ちですか？
Do you have your prescription?

❸ クリニックから渡された書類をすべて見せていただけますか？
（患者さんが，どれが処方箋かわからないとき）
Could you show me all the papers you received at the clinic, please?

❹ これが処方箋です。
Here is your prescription.

❺ 問診票に記入していただけますか？
Could you fill out this questionnaire (form)?

●“questionnaire” は難しければ “form” でも OK

❻ どうぞお座りください。
薬の準備ができましたらお名前をお呼びします。
Please take a seat.
We'll call your name when your prescription is ready.

●「お薬の準備ができる」は，“medicine is ready” でも OK ですが，より「処方箋薬を調剤する」ということを強調するために，ここでは “priscription” を使っています

❼ 薬は15分ほどでご用意できます。
Your prescription will be ready in about 15 minutes.

❽ いまかなり混んでいるので30分以上かかりそうです。
It's pretty busy at the moment, so it will take more than 30 minutes.

❾ 後で取りに来ていただいても大丈夫です。
You can come back later to pick it up.

⑩ 戻られたら，番号札の番号をお知らせください。
Let us know your ticket number when you come back.

⑪ 薬の準備ができましたら，スクリーンにあなたの番号が表示されます。
When your prescription is ready, your number will appear on the screen.

⑫ お待たせしてすみません。
I'm sorry for the wait.

⑬ 午後6時まで開いております。
We are open until 6 p.m.

⑭ 平日は朝9時から午後6時まで開いております。
We are open from 9 a.m. to 6 p.m. on weekdays.

⑮ 土曜日は午後1時まで開いております。
We are open until 1 p.m. on Saturdays.

⑯ 木曜日と日曜日は定休日です。
We are closed on Thursdays and Sundays.

●毎週決まった曜日について表すときは "on ＋曜日の複数形" で表します

マイナンバーカード（オンライン資格）についてのフレーズ

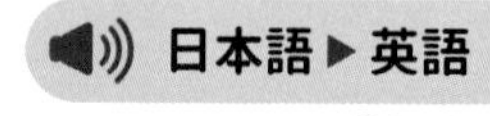

⑰（3-1Bje）

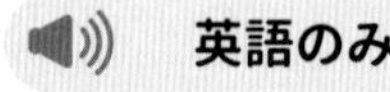

⑰（3-1B）

❶ マイナンバーカードはお持ちですか？　日本政府が配布している個人番号カードです。
Do you have a “My Number Card”? It’s an individual number card distributed by the Japanese government.

❷ こちらにマイナンバーカードを顔写真の面を上にして置いてください。
Please place your “My Number Card” here with the photo side facing up.

❸ (本人確認のために) 顔認証をしますので，こちらの画面の枠に顔の位置を合わせてください。
Please position your face within the screen frame for facial recognition.

❹ (顔認証ができないとき) 本人確認のために，4桁の暗証番号を入力してください。
Please enter your four-digit PIN for identity verification.

❺ こちらの薬局で，あなたの過去の医療情報を利用することに同意されますか？
Do you agree to allow the use of your past medical information at this pharmacy?

❻ 薬局が (私たち薬剤師が) 薬剤情報と特定健診情報を確認することで，より良い医療サービスを提供することができます。
By reviewing your medication history and health checkup information, we can provide you with better medical services.

❼ カードを取り出して (しまってもらって) 大丈夫です。
You can now remove the card.

\Tip!/

「暗証番号」は "personal identification number" になりますが，一般的には頭文字を取って "PIN" を使うことが多いです。「本人確認」は "identity verification" ですが，"verification" のみでも伝わります

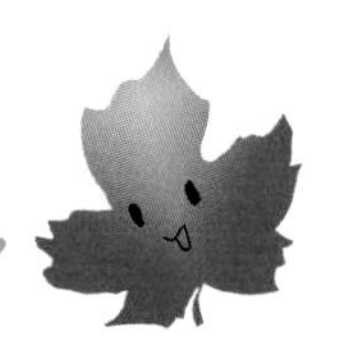

お薬手帳についてのフレーズ

日本語▶英語 
⑱(3-1Cje)

英語のみ
⑱(3-1C)

❶ お薬手帳はお持ちですか？
Do you have a medicine notebook?

❷ お薬手帳をご希望ですか？　こちらは無料です。
Would you like a medicine notebook? It's free.

❸ 受診するときはこの手帳をお持ちになってください。
Please bring this notebook with you when you see a doctor.

- 「受診する」は「医者に会う」"see a doctor" を使うと簡単。実際よく使われる表現です

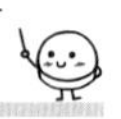

❹ お薬手帳は，薬の飲み合わせ（相互作用）の確認に役立ちます。
The medicine notebook is useful for checking medication interactions.

❺ お薬手帳があると，災害時でも必要な薬がわかり，役立ちます。
The medicine notebook is useful even in emergencies to know what medicines you need.

お薬手帳はマイナンバーカードの利用により減っていくかもしれないけど，OTC購入時の相談や，災害時などの利用価値も高いから，まだまだ活用は続きそうだね

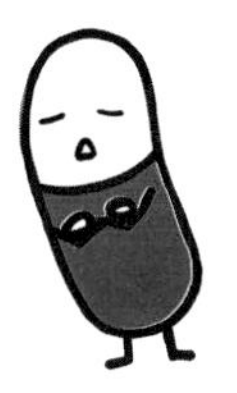

ジェネリック医薬品についてのフレーズ

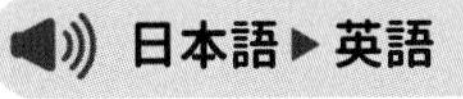

⑲（3-1Dje）

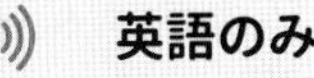

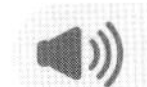

⑲（3-1D）

❶ ジェネリック医薬品を希望されますか？
Would you prefer generic medicines?

❷ ジェネリック医薬品は先発医薬品と同じ有効成分です。
Generic medicines contain the same active ingredients as brand-name medicines.

❸ 通常，ジェネリック医薬品は先発医薬品よりも低価格です。
Generally, generic medicines are cheaper than brand-name medicines.

●ジェネリックという単語自体が英語なので，実は詳しく説明しなくても"generic medicine"と言えば伝わることが多いです

❹ AG（オーソライズドジェネリック）医薬品は，添加物を含めすべての成分が先発医薬品と全く同じです。

An authorized generic medicine has the exact same ingredients as the brand-name medicine, including additives.

❺ この薬にはジェネリック医薬品はありません。

There is no generic version of this medicine available.

❻ この薬には先発医薬品はありません。

There is no brand-name version of this medicine available.

●よく先発医薬品と思われがちなカロナール®も実は後発医薬品なんだよね

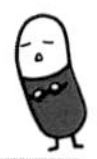

❼ ジェネリック医薬品でしたらご用意できます。（先発医薬品を在庫していないとき）

Generic medicines are available.

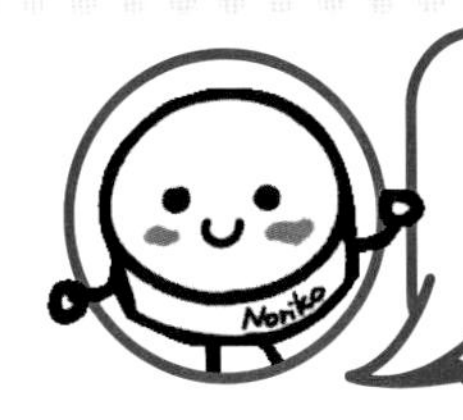

2. 会計時のフレーズ

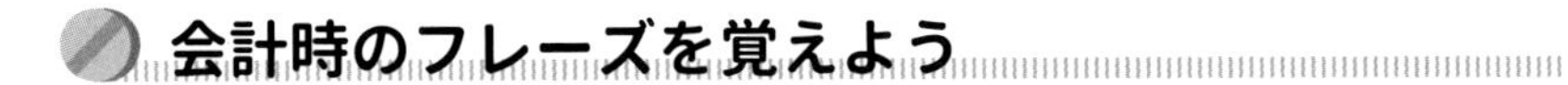

会計時のフレーズを覚えよう

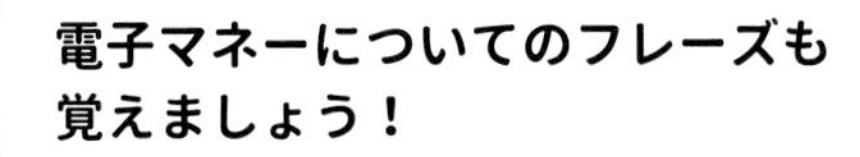

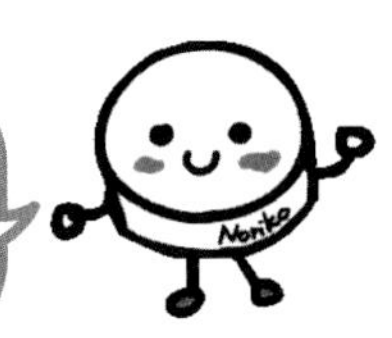

ここで扱うフレーズは，薬局だけでなく一般的な販売業などでも使えるフレーズなので薬剤師に限らず，事務職の方も覚えておくと損はないフレーズばかりです。

いまは現金やクレジットカードよりも電子マネーでの支払いが主流になってきているので，それについてのフレーズも覚えておきたいですね。

会計時の基本フレーズ

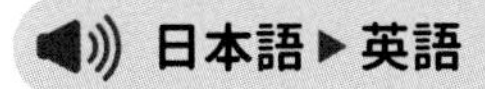

⑧⓪ (3-2je)

英語のみ

⑧⓪ (3-2)

❶ 全部で1200円になります。

Your total is 1200 yen.

❷ どのようにお支払いされますか？

How would you like to pay?

❸ お支払いは現金のみとなります。

We only accept cash.

❹ 現金，クレジットカード，電子マネーでのお支払いが可能です。
We accept payments in cash, credit card, and e-money.

● 最近多く使われている「電子マネー」は，正確には “electronic money” といいますが，略して “e-money” で伝わります

❺ そちらの電子マネーは対応しておりません。
We don’t accept that e-money.

❻ ここにカードを差し込んでください。
Please insert your card here.

❼ ここでカードをスライドしてください。
Please slide your card here.

❽ 暗証番号を入力して緑色のボタン（確定ボタン）／エンターキーを押してください。
Please enter your PIN, and press the green button/the enter key.

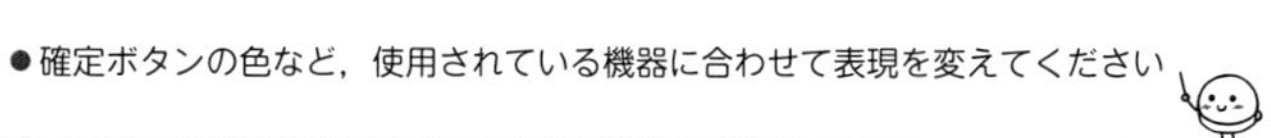

● 確定ボタンの色など，使用されている機器に合わせて表現を変えてください

❾ ここにサインをお願いします。
Please sign here.

❿ 音が鳴るまで携帯電話／カードを読み取り機にかざしてください。
Place your phone/card over this reader and wait for the beep.

● 「携帯電話」は，国際的には “mobile phone” がよく使われ，米国やカナダでは “cell phone” を使うことが多いですが，“phone” だけでも十分通じます

⓫ ここでQRコードを読み取らせてください。
Please scan your QR code here.

⑫ 袋はご利用になりますか？
Do you need a bag?

⑬ レジ袋は有料です。
Plastic bags cost extra.

⑭ レジ袋は1枚5円になります。
We charge 5 yen for a plastic bag.

⑮ ポイントカードをお持ちですか？
Do you have our rewards card ?

⑯ ポイントカードをお作りしましょうか？
Would you like to make a rewards card?

⑰ 100円ごとに1ポイントが貯まります。
You get one point for every 100 yen spent.

●この数字はサービスによってそれぞれ置き換えてください

⑱ ポイントをお使いになりますか？
Would you like to use your points?

⑲ 500ポイントお持ちですが，何ポイント使われますか？
You have 500 points. How many points would you like to use?

⑳ おつりになります。
Here is your change.

㉑ こちらが領収書になります。

Here is your receipt.

支払い方法も多様化しているため，
それぞれに対応した英語表現も
覚えていきたいですね

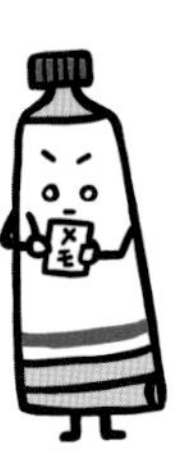

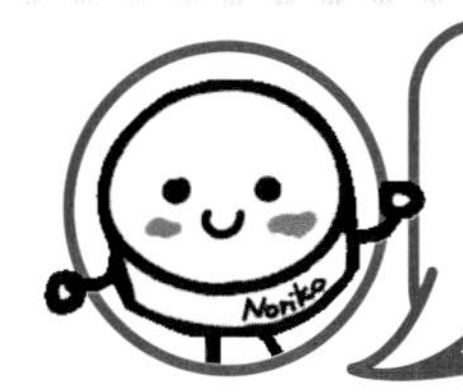

3. イレギュラーな対応

いざというときのために

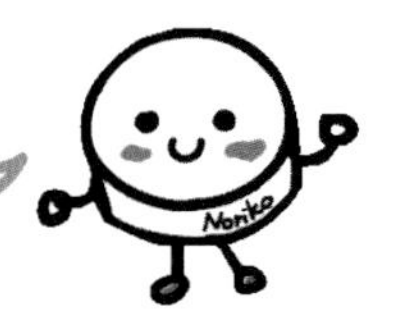

ここではイレギュラーな対応が必要になったときのフレーズを学びます。これ以外にもさまざまなシチュエーションが考えられますが，「最低限これだけは言えるようになりたい」というフレーズばかりです。

イレギュラーな対応時のフレーズ

日本語▶英語 ⑧(3-3Aje)

英語のみ ⑧(3-3A)

❶ この薬には処方箋が必要です。

You need a prescription for this medicine.

●海外と日本では市販で扱える薬が異なるので，海外では市販で買えても，日本では処方箋が必要となる薬や，そもそも手に入らない薬もあります

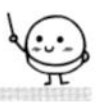

❷ この薬は日本では販売されていません。

This medicine is not available in Japan.

❸ 自費（全額負担）になります。

You will need to pay the full amount.

❹ 旅行保険はお持ちですか？

Do you have travel insurance?

❺ もし旅行保険をお持ちなら，その会社から払い戻しがあるかもしれません。

If you have travel insurance, you may get a refund from the company.

❻ 私にはわかりかねますので，保険会社に確認してみてください。

I am not sure about it, please contact your insurance company.

●難しいことは無理をせず，ご自分でやってもらいましょう

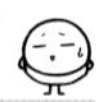

❼ あなたの処方箋は期限が切れています。

Your prescription is expired.

❽ 処方箋は発行された日を含めて4日間有効です。

The prescription will be valid for 4 days, starting from the date it is issued.

●“valid”（有効）という単語になじみがない場合，代わりに“good”を使っても伝わりますよ

❾ 病院から処方箋をFAXしてもらうと待ち時間が短縮できます。
病院／クリニックの受付で聞いてみてください。

You can have your prescription faxed from the hospital/clinic to save time.
Please ask at the hospital/clinic reception desk.

❿ 申し訳ありません，ただいまこの薬の在庫がありません。

We are very sorry but we don’t have this medicine in stock at the moment.

⑪ この薬は注文しており，明日入荷します。
We have already placed an order for this medicine, and it should arrive tomorrow.

⑫ 薬はお家に配達するか郵送することができます。
We can deliver the medicine to your house or send it by mail.

⑬ 近くの薬局にこの薬の在庫があるか確認してみます。
Let me check with nearby pharmacies to see if they have this medicine in stock.

⑭ ひまわり薬局にこの薬があるそうです。そちらに行って薬をもらわれますか？
Himawari pharmacy has this medicine in stock. Would you like to go there to pick it up?

⑮ こちらがひまわり薬局の住所です。
Here is the address for Himawari pharmacy.

ありがとう
ひまわり薬局さん！
英語だけど頑張ってね

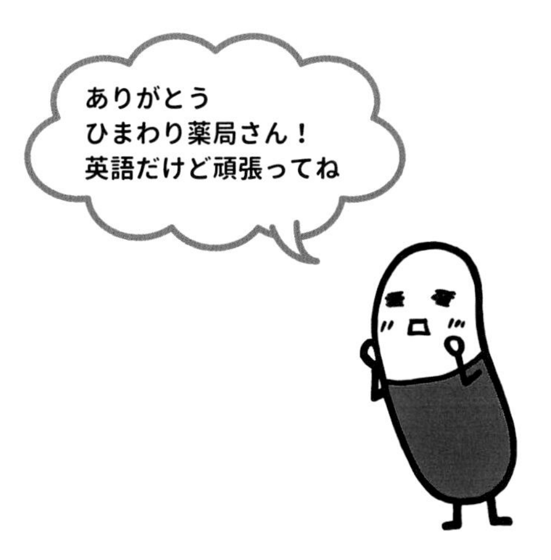

⑯ あなたの処方について医師に確認が必要なことがあります。少しお時間がかかるかもしれません。

I need to double-check with your doctor about your prescription. It might take a bit of time.

●時間かかるかもって先に伝えておこう

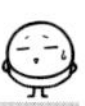

⑰ その症状は副作用かもしれないので，医師に確認します。

That symptom could be a side effect, so let me double-check with your doctor.

●第2章-9（177ページ）で学んだフレーズで副作用の疑いなどがあった場合，疑義照会が必要になるかもしれません

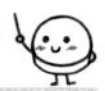

⑱ この薬は喘息の患者さんには適さないため（ベストではないため），医師に確認します。

This medicine might not be the best for asthma patients, so let me double-check with your doctor.

⑲ 処方内容が変更されました。

Your prescription has been updated (revised).

⑳ これはリフィル処方箋です。
ここに書かれた日の前後7日以内に処方箋を持って次の薬を取りに来てください。

This is a refill prescription.
Please come back to pick up your next batch of medicine within 7 days before or after the date listed on your prescription.

㉑ もし体調に変化がないようでしたら，あと2回同じ薬をお渡しいたします。
If your condition doesn't change, we will give you the same medicine two more times.

㉒ もし医師の診察が必要と思われる場合は，受診していただきます。
If we think it is necessary, we will ask you to see the doctor for a checkup.

㉓ 院外の薬局に行って薬をもらってください。（院内薬局のフレーズ）
Please pick up your medicines at a local pharmacy.

「疑義照会をする」を英語にすると “make an inquiry” ですが，日本語でも「疑義照会をします」と患者さんには言いませんよね。ちょっと堅苦しいし，「処方に疑問がある」という表現は，「医師が間違ってるんじゃないか？」「重大な問題があるんじゃないか？」と患者さんを不安にさせてしまうかもしれません。

「確認する」は “confirm” もよく使いますが，より身近な表現として “double-check” を使うと英語的にも簡単で，堅苦しくなりません。さらに，“Let me double-check.” と言うと，「確認させてください。確認することは日常的なことです。お任せください」というニュアンスとなり，より患者さんに寄り添った柔らかい言い方になるのでおすすめです。

オンライン服薬指導

ここではオンライン服薬指導で使うフレーズを学びます。まだ始まったばかりのサービスで，今後システムは変わっていくかもしれませんが，服薬指導に関しては対面のときと同じ対応になります。

それ以外の，オンラインならではのフレーズを学びましょう。

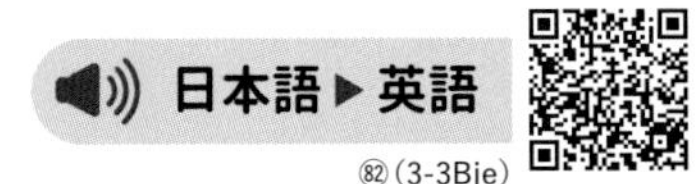

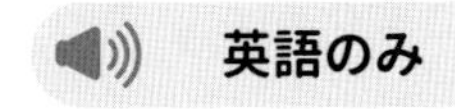

⑧(3-3Bje)　⑧(3-3B)

❶ こちらの声はよく聞こえていますか？

Can you hear me well?

❷ すみません，そちらの声が聞こえません。

Sorry, I'm having trouble hearing you.

● "I can't hear you." でも正しいですが，丁寧な言い回しとしてこのような言い方ができます

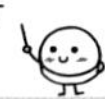

❸ 私が見えますか？

Can you see me?

❹ すみません，そちらの映像が見えません。

Sorry, I'm having trouble seeing you.

❺ 薬は郵送をご希望ですか？　それとも薬局に受け取りに来られますか？

Do you want us to send your medicine by mail, or would you prefer to pick it up at the pharmacy?

❻ 郵送の場合は送料として500円かかります。

If we send the medicine by mail, there will be a 500 yen shipping fee.

❼ お会計は送料500円を含めて，合計1500円になります。

The total cost including shipping is 1500 yen.

⑧ お支払い方法は，クレジットカード，代金引換，この薬局でのお支払い，どちらをご希望ですか？

Which payment method would you prefer: credit card, cash on delivery, or paying at the pharmacy?

⑨ 登録されたカードで，支払いが自動的に完了します。（すでに登録されている場合）

Payment will be automatically processed with your registered card.

⑩ この後，支払い画面で手続きを完了してください。（服薬指導後に支払い操作画面に変わる場合）

After this, please finalize the process on the payment screen.

⑪ 受け取りの際に，配達員にお支払いください。（代引きを選んだ場合）

Please pay the delivery person when you receive your order.

⑫ 薬を取りにいらしたときにこちらの薬局でお支払いください。（受け取りと支払いで薬局を選んだ場合）

Please pay at the pharmacy when you come to pick up the medicine.

オンライン服薬指導は，使用しているアプリによって使い方が異なります。アプリを使いこなせる方は日本語でも十分対応が可能かと思いますが，基本的なフレーズだけでも覚えておくと安心です

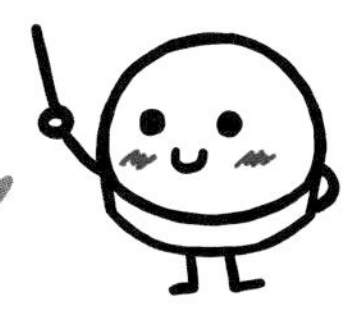

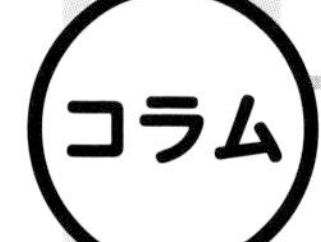

処方箋の有効期限

日本では処方箋の期限は処方日を含み4日ですが，これは世界的に見てかなり短い期間になります。

海外では処方箋期限は日本よりもかなり長いことが多く，例えば米国では一般的な処方箋の有効期限は1年もあります（処方内容によって異なります）。

そうしたこともあって，外国の方が持ち込んだ処方箋の有効期限が切れてしまっているということがよくあります。ただ，これは受け取る薬局側ではどうしようもないことですね…。

特に外国の方へ処方箋を発行した場合は，ぜひ有効期限を強調して伝えていただければ薬局としてもありがたいことでしょう。

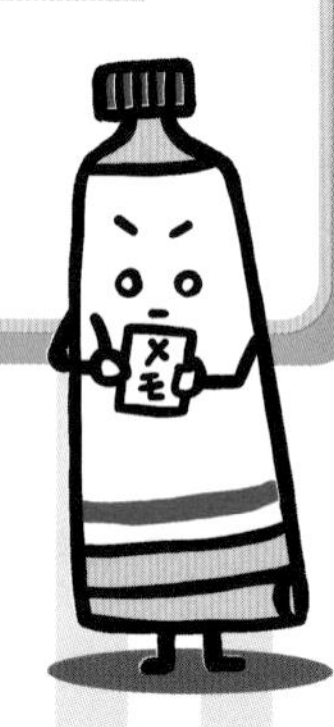

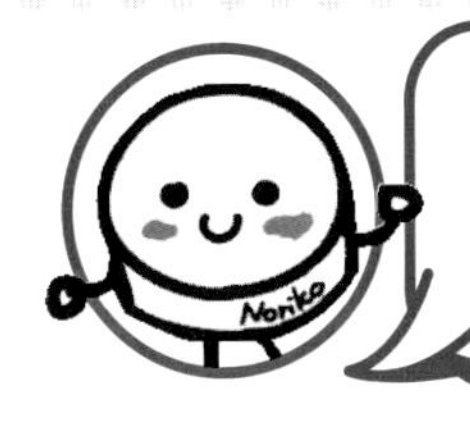

4. 英語が得意ではないので…

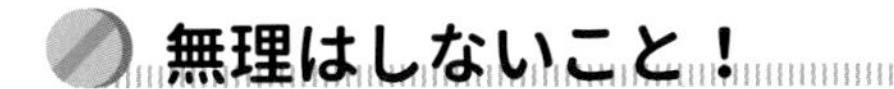

無理はしないこと！

この本のすべてのフレーズを暗記すれば，
どんなシチュエーションにも対応できる，
というわけではありません…

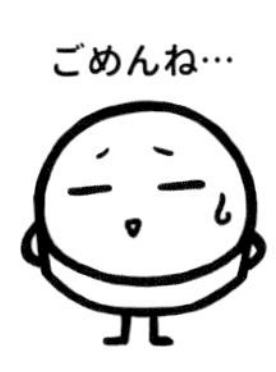

フレーズを覚えることも大事ですが，リスニング力はまた別に必要です。言いたいことだけ覚えても，相手の言っていることが聞き取れなければ会話になりませんね。そんなときは，ゆっくり言ってもらったり，簡単な単語で言い換えてもらったり，書いてもらったりしてなんとか乗り切りましょう。

また，どうしても英語で説明することが難しいときは，誰か日本語がわかる方に代わってもらいましょう。無理をして誤解が生じると大変です。

困ったときに使えるフレーズ

日本語▶英語 
㉝（3-4Aje）

英語のみ 
㉝（3-4A）

❶ 私は英語があまり得意ではないのですが，英語で説明してみますね。
I'm not very good at English, but I'll try my best to explain it in English.

❷ もう少しゆっくり話していただけますか？
Could you speak more slowly?

❸ 簡単な英語で話していただけますか？
Could you speak in simple English?

●言い方を変えてもらうとわかるときが結構ある 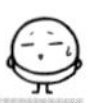

❹ もう少し簡単な単語でもう一度言っていただけますか？
Could you repeat that using simpler words?

❺ すみません，よく聞こえなかったのでもう一度言っていただけますか？
I'm sorry, I didn't catch that. Could you say it again?

❻ すみませんが，理解できませんでした。別の方法で説明していただけますか？
I'm sorry, but I didn't quite understand. Could you explain it differently?

❼ 書いていただけますか？
Could you write it down for me, please?

❽ ここに書いておきますね。
I'll write it down here.

●発音するのが難しいときやうまく伝わらないときは書いて理解してもらおう！ 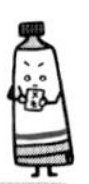

❾ すみませんがよくわかりません。
I'm sorry, but I don't understand.

❿ どなたか日本語を話すお知り合いはいらっしゃいますか？
Do you know anyone who speaks Japanese?

⑪（⑩についてYesの場合）
その方といま電話でお話しできますか？
Can I talk to that person over the phone now?

⑫（⑩についていまは無理な場合）
その方に電話で，日本語で説明しますので，後でこの電話番号にかけていただけますか？
I will explain it to that person over the phone in Japanese. Could you call this phone number later?

⑬ おわかりいただけましたか？
Does that make sense?

\Tip!/

"Do you understand?" は相手に理解を求めるときに使われますが，少し圧迫感のある言い方です。一方，"Does that make sense?" は，相手の疑問に対してこちらが十分な回答ができているかを尋ねているため，相手に対して圧迫感を与えず柔らかい印象となるためおすすめです

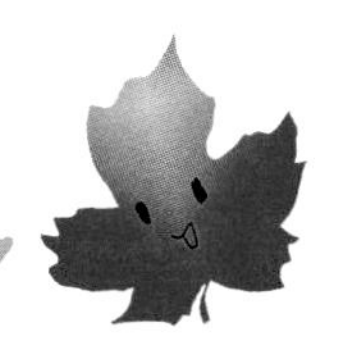

翻訳機を使う時のフレーズ

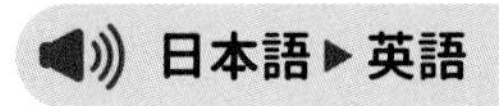

⑧④（3-4Bje）

英語のみ

⑧④（3-4B）

① いま翻訳機を起動します。準備ができましたら翻訳機に向かってお話しください。
I'm going to activate the translation device. When it's ready, please speak into the device.

❷ はいどうぞ，お話しください。
Go ahead.

❸ すみません，（翻訳機が）うまく機能しなかったようなので，もう一度言っていただけますか？
I'm sorry, but it seems the device didn't work. Could you repeat it again?

❹ すみません，翻訳結果がわかりにくいので別の言い方でもう一度言っていただけますか？
I'm sorry, the translation result was unclear. Could you rephrase it?

●スラングが多いと訳が変になっちゃうことも 

❺〔英語が母国語ではなかった場合（少しは英語が通じる場合）〕母国語は何語ですか？
What is your native language?

❻ こちらにあなたが話す言語を書いていただけますか？　翻訳機を設定します。
Could you please write down the language you speak? I will set up a translation device.

あとは英語の問題じゃないから
なんとか頑張りましょう！
ジェスチャー，ジェスチャー！

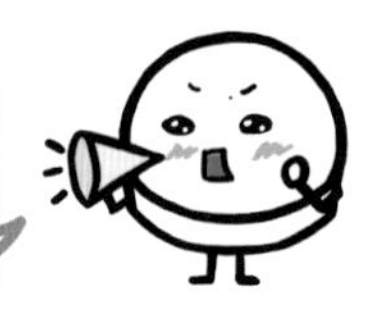

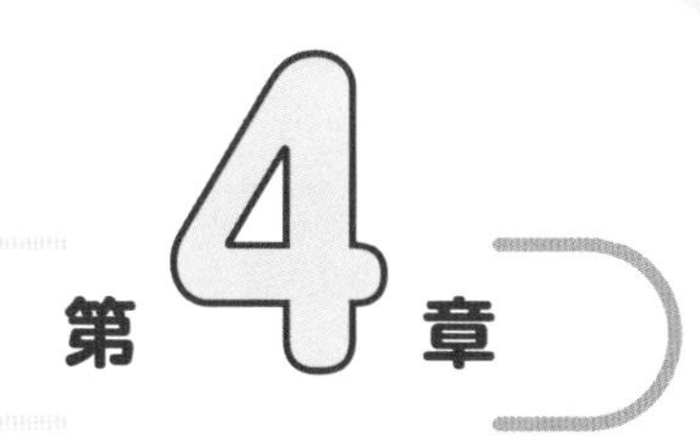

リスニング特訓

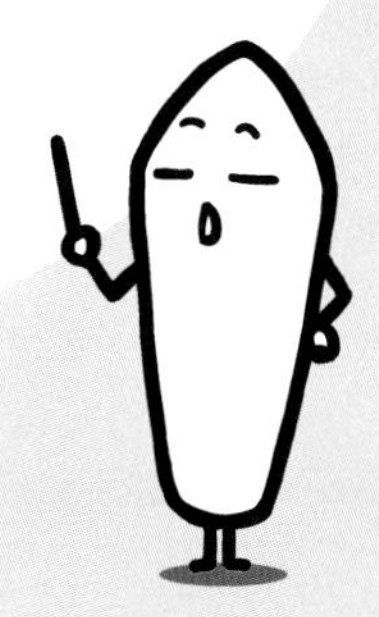

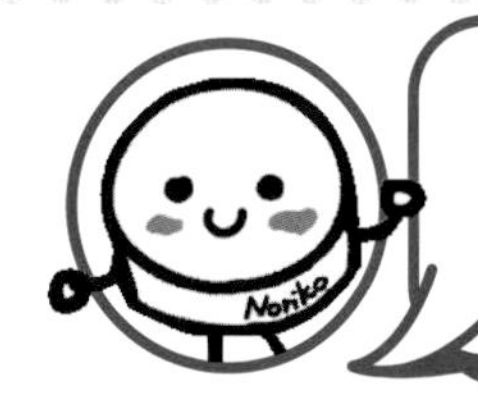

リスニング力を鍛えよう

ここまではとっさのときに言えるようになりたい英語のフレーズをメインに紹介してきましたが，患者さんの質問なども聞き取れないと困りますね

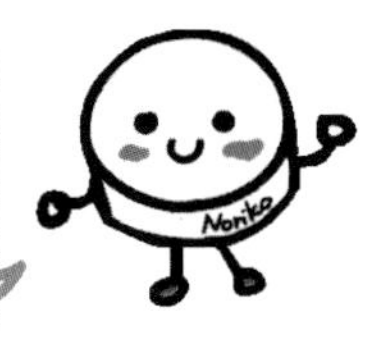

ここでは，リスニング力を鍛えながら，その回答例も確認してみましょう。回答例はほとんどがすでに学んだフレーズです。

理想の会話としてはちょっと物足りないところもありますが，かっこよく会話することよりも，とにかく伝えるべきことをシンプルに伝えることが目的です。余裕が出てきたら，あいづちや雑談などをはさめると会話も楽しくなるかもしれませんね。

リスニング力の強化を目的としているため，英語話者の音声をあえてネイティブスピーカーの自然なスピードに近くなるよう設定しています。

患者さんとの間でよくある会話のリスニング

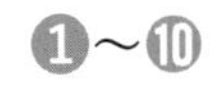

日本語▶英語 
㊦(4-1je)

英語のみ 
㊦(4-1)

❶

Can I pay by credit card?
クレジットカードでの支払いは可能ですか？

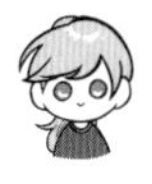

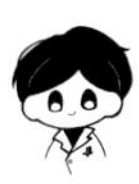

どちらのクレジットカードですか？
(第3章-2参照)
What credit card is it?

はい，そちらのカードは対応しています。
Yes, we accept that card.

すみません，そちらのカードは使えません。
何か他のカードはお持ちですか？
I'm sorry, but we don't accept that card.
Do you have any other cards?

---

❷

If I need the same medication, do I need another prescription?
同じ薬が必要になったとき，また処方箋が必要ですか？

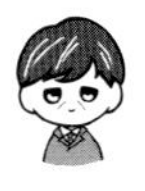

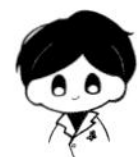

はい，こちらの薬は処方箋が必要です。(第3章-3参照)
Yes, you need a prescription for this medicine.

---

❸

Do you have any medication information written in English?
英語で書かれた薬の情報はありますか？

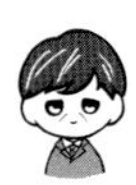

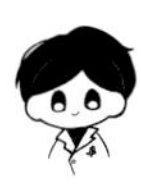

はい，印刷してお渡しします。
Yes, we will print it out for you.

---

❹

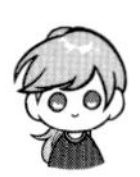

I don't speak any Japanese. I'm going to call my friend who is fluent in Japanese and let her talk to you.
日本語が全くわかりません。わかる友人に電話して代わりに話してもらいますね。

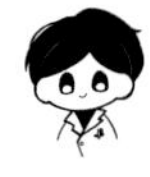

わかりました。
OK.

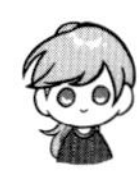

When I have a headache, I usually take this medicine. Are there any painkillers with the same active ingredient available?
頭痛のときはいつもこの薬を飲んでいたのですが，同じ成分の痛み止めはありますか？

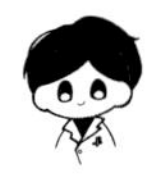

こちらが同じ成分の痛み止めです。
This is a painkiller with the same active ingredient.

こちらの薬は処方箋が必要になります。（第3章-3参照）
You need a prescription for this medicine.

こちらの薬は日本では販売されていません。（第3章-3参照）
This medicine is not available in Japan.

---

❻

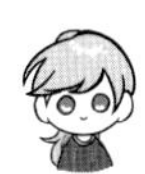

I have some tingling on my outer edge of my lips. It's started this morning. I think I'm getting a cold sore. Can you help me pick up something for it?
今朝から唇の端がちくちくします。口唇ヘルペスだと思うのですが，何か良い薬はないでしょうか？（OTC医薬品）

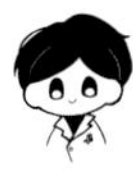

口唇ヘルペスの診断を受けたことはありますか？（OTC医薬品を販売する場合，過去に診断を受けていることが必要）（第1章Step5-3参照）
Have you ever been diagnosed with a cold sore?

こちらの薬がおすすめです。
I recommend this medicine.

このクリームを患部に１日3～5回塗ってください。
Apply this cream to the affected area 3 to 5 times a day.

❼

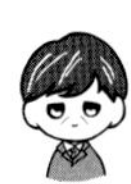

I'm looking for a pain reliever that won't upset my stomach.
胃が痛くならない痛み止めを探しているのですが。

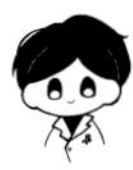

こちらは胃に優しい薬です。
This medicine is gentle on the stomach.

❽

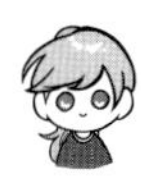

I need eye drops for my dry eye. What do you recommend?
ドライアイ用の目薬が欲しいのですが，どれがおすすめですか？

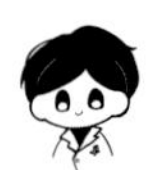

こちらの目薬がおすすめです。
I recommend these eye drops.

\Tip!/

「これを試してみてください」という感じで，"You can try this" や，もっと丁寧に "I suggest trying this medicine" と言ってもいいですね

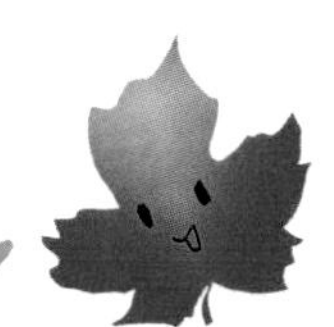

---

❾

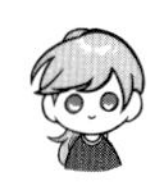

I'm going to be at an international sports event and I'm worried about doping. Does this medicine contain any banned substances?
スポーツの国際大会に出る予定なんですが，ドーピングが心配です。これは禁止された成分が含まれていませんか？

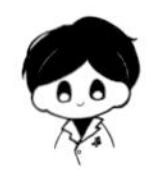

競技はなんですか？（競技によって禁止薬物が異なる）※1
Which event are you participating in?

こちらの薬は，あなたが参加する大会のドーピング検査で禁止された成分は含まれていません。
This medicine doesn't contain any banned substances for the event that you are participating in.

スポーツファーマシストをご紹介しましょうか？※2
Shall I introduce you to a sports pharmacist?

※1　ドーピングの禁止薬物は競技によって異なります。もし患者さんに聞かれたら，ネット上で検索することができます。
The Global Drug Reference Online (Global DRO) (https://www.globaldro.com/JP/search)

※2　不安な場合は専門家であるスポーツファーマシストを紹介するのが無難です。こちらでスポーツファーマシストも検索できます。
Sports Pharmacist (http://www3.playtruejapan.org/sports-pharmacist/search.php)

⑩

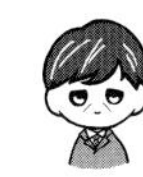

How soon can I expect to see the effects of this prescription? (prescriptionは「処方箋」のほかに，「処方箋薬」という意味があります)
この薬はどれくらいで効いてきますか？

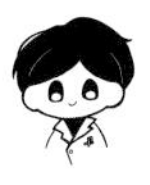

この薬は30分ほどで効果が現れます。
This medicine takes about 30 minutes to work.

この薬の効果が現れるまでに数日かかります。(第2章-10参照)
This medicine takes a few days to work.

＼Tip!／

"How soon" "How quickly" と聞こえたら速さについて，"effect" "work" と聞こえたら効き目についてだと判断するとよいですね

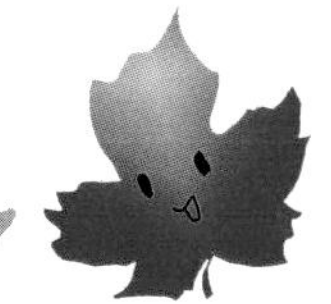

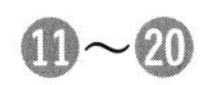

日本語▶英語

86 (4-2je)

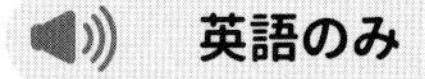

86 (4-2)

⑪

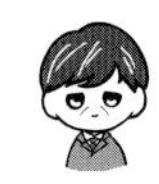

What are the possible side effects of this medication?
この薬の副作用は何がありますか？

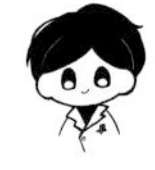

眠気が出ることがあります。（第1章Step6-4参照）
You may have drowsiness.

便秘になることがあります。（第1章Step6-4参照）
You may have constipation.

---

⑫

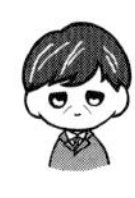

How long do I need to take this medication?
どのくらいの期間この薬の服用を続けないといけませんか？

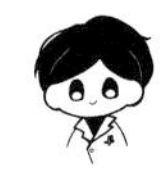

医師から中止の指示があるまでは飲み続ける必要があります。
Keep taking the medicine until your doctor tells you to stop.

症状が改善したら服用を中止して問題ありません。（第2章-4参照）
You can stop the medicine if your symptoms get better.

---

⑬

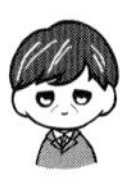

Are there any drug interactions I should be aware of with this prescription?
飲み合わせに気をつける薬はありますか？

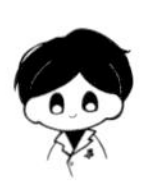

他の薬を飲むときは，最低でも2時間はあけて服用してください。（第2章-4参照）
Wait at least 2 hours before taking other medicines.

この薬は他の薬と一緒に服用して問題ありません。（第2章-4参照）
This medicine is safe to take with other medicines.

この薬は特定の薬と飲み合わせが悪く，その都度こちらで確認しますので，毎回お薬手帳をお持ちください。
This medicine may interact with certain medicines, so we will check each time. Please bring your medicine notebook every time you visit.

Do you have any non-drowsy antihistamines?
眠くならない抗ヒスタミン薬はありますか？

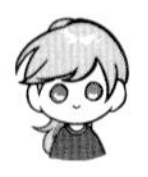

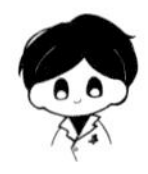

こちらの薬は眠くなりません。
This medicine is non-drowsy.※3

こちらの薬は眠気を起こしにくいです。
This medicine is less likely to cause drowsiness.

※3 "non-drowsy" は市販薬などでも一般的によく使われる単語ですが，少しでも眠気が出る可能性がある場合は「眠気を起こしにくい」という表現のほうが安心です。

---

⑮

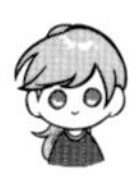

Is it safe to take this medication if I'm pregnant or breastfeeding?
この薬は妊娠中や授乳中に飲んでも問題ないですか？

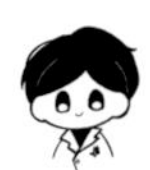

この薬は妊娠中や，授乳中でも安心して服用できます。
（第2章-4参照）
This medicine is safe to take during pregnancy or while breastfeeding.

⑯

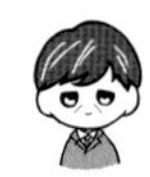

Are there any dietary restrictions I need to follow while on this prescription?
この薬が処方されている間，何か食事制限は必要ですか？

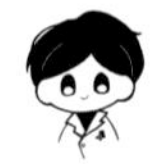

この薬を服用中はグレープフルーツの果実を食べたりジュースを飲んだりするのは控えてください。（第2章-4参照）
While taking this medicine, please avoid having grapefruit or grapefruit juice.

⑰

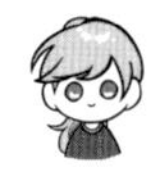

Can this medication be taken with other supplements or vitamins?
服薬中も他のサプリメントやビタミン剤を飲んでも問題ないですか？

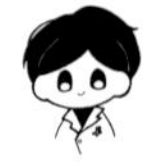

この薬はサプリメントやビタミン剤と一緒に服用しても問題ありません。（第2章-4参照）
This medicine is safe to take with supplements or vitamins.

⑱

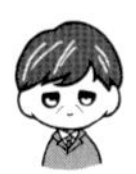

My doctor prescribed me allergy medications. Is there anything I should be aware of?
医師にアレルギーの薬を出すと言われました。服用中何か気をつけることはありますか？

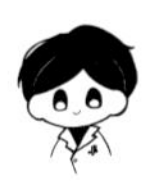

眠気が出ることがあります。（第1章Step6-4参照）
You may have drowsiness.

運転をする予定がある場合はこの薬は服用しないでください。
Please do not take this medicine if you plan to drive.

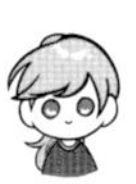

At what temperature should I take medicine for a fever?
何度くらいの熱が出たらこの薬を飲んだらいいですか？

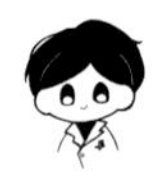

熱が38.5度以上あるときに1錠服用してください。
（第1章Step6-3参照）
You can take 1 tablet when you have a fever over 38.5 degrees.

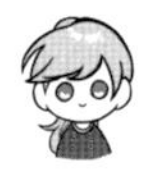

I think I have a cold. I have a fever and bad sore throat. Does this medicine work for both of my symptoms?
風邪をひいたようで，熱があって喉がとても痛いんです。この薬はどちらにも効きますか？

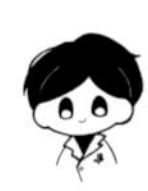

この薬は発熱と痛みどちらの症状も和らげます。
This medicine will help with both fever and pain.

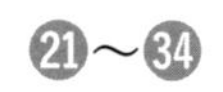

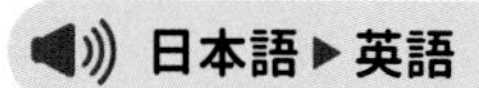

⑧⑦(4-3je)

英語のみ

⑧⑦(4-3)

㉑

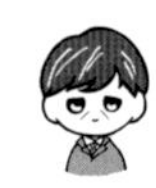

Can I take it on an empty stomach?
空腹時に服用しても問題ないですか？

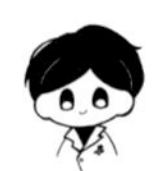

胃の不快感が出ることがあるので食後に服用してください。
You may have an upset stomach, so you should take this medicine after a meal.

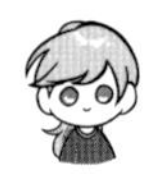

Can I use the eye drops with my contact lenses still in?
コンタクトをしたままでも目薬をさしていいですか？

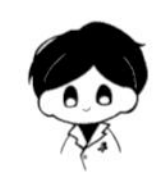

この目薬はコンタクトをしたままで使用できます。
（第2章-5参照）
You can use these eye drops while wearing contact lenses.

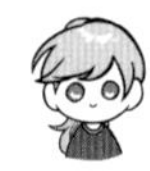

My face is very dry. Can I use this cream on my face as well?
顔の乾燥もひどいのですが，顔にも塗っていいですか？

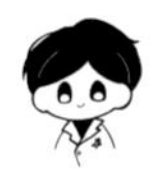

顔に塗っても問題ありませんが，目の周りを避けて塗ってください。（第2章-5参照）
It's safe to use on your face. Just make sure to avoid applying around the eye area.

24

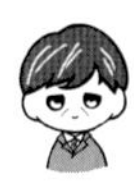

指に貼りたいのですが，切って使っても問題ないですか？
これでは少し大きすぎるようです。
Do you think I can cut the patches to use on my fingers?
They seem a bit too big.

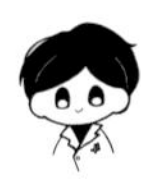

この貼り薬は切って小さくしても問題ありません。
(第2章-5参照)
You can cut this patch to make it smaller.

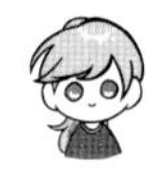

I have sensitive skin and tend to get irritated when I use patches. Do you have any other medicine that can provide the same relief?
肌が弱いので，テープではいつも肌荒れしてしまいます。
他に同じような薬はありませんか？

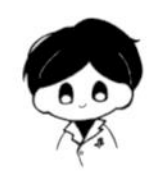

代わりに，軟膏やクリーム剤があります。
There are ointments and creams instead.

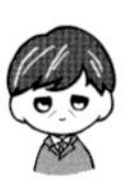

I had an allergic reaction to penicillin in the past, and I'm wondering if this medication is safe for me to take?
ペニシリンで以前アレルギー反応を起こしたことがあるのですが，この薬は大丈夫でしょうか？

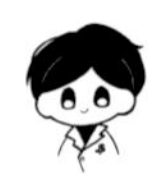

この薬はペニシリン系とは異なるタイプの抗生物質です。
This medicine is a different type of antibiotic from the penicillin class.

この薬はあなたがアレルギー反応を起こした成分とは異なる成分が含まれています。
This medicine contains different ingredients from the one you had an allergic reaction to.

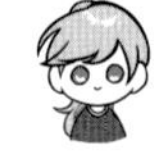

I'm in my third trimester of pregnancy and I've already asked my doctor, but I'm still concerned. Is it safe to take this medicine during pregnancy?
いま妊娠3期です。医師にもお伝えしたんですが，少し心配で。この薬は妊娠中に飲んでも問題ないですか？

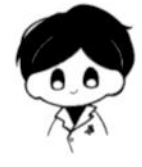

この薬は安全性が高く，妊娠中でもよく処方されます。（第2章-4参照）
This medicine is safe to take during pregnancy and is commonly prescribed.

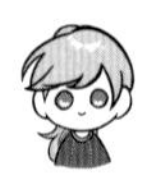

Is this medicine bitter? / Does this medicine taste bitter?
この薬は苦いですか？

I am worried my child won't take it. Does it have any flavor?
子どもが飲んでくれないのではないかと心配です。何か味はついていますか？

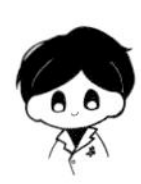

この薬は甘いいちご味です。
This medicine has a sweet strawberry flavor.

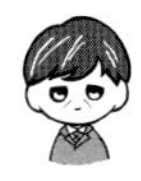

My big toe is swollen and very painful. There's a possibility of a gout attack, so I had a blood test today. The results are not out yet, so for now, I've been advised to take the prescribed medication.
足の親指が腫れてとても痛いです。痛風発作の可能性があるようで今日血液検査をしました。まだ結果が出ないので，とりあえず処方する薬を服用するように言われました。

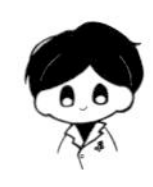

そうですか。これは痛み止めです。1回1錠1日3回毎食後服用し，次の受診日までこちらで様子を見てみましょう。（第1章Step6-5参照）
I understand. This medicine is a painkiller. Take 1 tablet 3 times a day after each meal, and let's monitor your condition with this medicine until your next appointment.

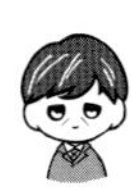

I had a health checkup recently and I'm here to get the results. It turns out I have high levels of triglyceride.
先日健康診断を受けました。その結果を今日聞きに来たのですが，中性脂肪が高いと言われました。

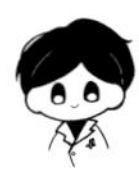

これは中性脂肪を下げる薬です。1回1錠 1日1回朝食後に服用してください。
This medicine will help lower your triglyceride levels.Take 1 tablet once a day after breakfast.

㉛

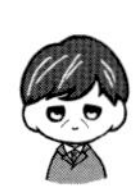

I don't cough much during the day, but I do when I lie in bed. I asked the doctor for medication that I can take when I have symptoms.
昼間は，あまり咳は出ないのに，ベッドに入ると咳込むことがあるんです。そのときに飲む薬を処方してもらいました。

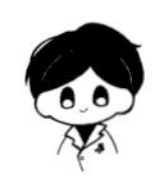

これは咳止めです。寝る前に2錠服用してください。
This is for your cough. Take 2 tablets before bed.

㉜

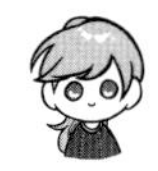

I need to use my steroid inhaler twice a day, every day. When is the right time to use this one?（追加でβ作用薬が処方されたとき）
毎日2回ステロイドの吸入薬を使っています。これはどのタイミングで使用すればいいですか？

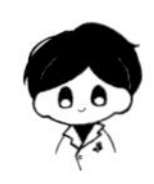

この薬は喘息の発作を和らげます。（第2章-3参照）
This medicine will help relieve asthma attacks.

息苦しいときに1回吸入してください。（第1章Step6-3参照）
Take one puff when you have difficulty breathing.

㉝

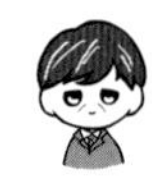

My pain is really bad, so the doctor prescribed both oral and suppository medication. Can you explain how to use them differently?
痛みがひどいので飲み薬と坐薬を処方すると言われました。これらはどう使い分けたらいいですか？

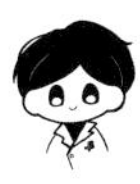

（飲み薬は）1回1錠を1日2回朝・夕食後に服用し，坐剤は痛みがひどいときに1つ使用してください。（第1章Step6-3参照）
Take one tablet twice a day after breakfast and dinner and use one suppository when you have severe pain.

Can I use these two eye drops at the same time?
この2つの目薬は続けて使用してもいいですか？

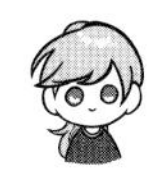

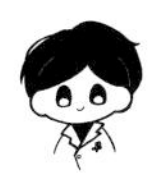

少なくとも5分はあけて使用してください。（第1章Step6-3参照）
Wait at least 5 minutes between doses.

こちらが話すフレーズは統一できても，相手の話すフレーズはさまざまです。リスニングは回答例のように先に準備しておけるものではないので，とにかく多くの英語を聞いて耳を鍛えるしかありません。

このリスニングの特訓は，何も医療系に特化する必要はなく，巷に溢れるあらゆる英語が教材になります。いまはリスニングを鍛えるためのさまざまなコンテンツが無料で提供されているので，それらでまずは耳を鍛えることをお勧めします。

「いくら日常生活の英語が聞き取れるようになっても医療系はさらに難しいのでは？」と思うかもしれませんが，**相手は専門医ではありません。何も医療系ドラマを聞き取れるようになる必要はないのです。**

日常的な英語が聞き取れるようになれば，こちらで取り上げている医療系の単語を覚えるだけでも十分対応が可能です。

とはいえ，それでも聞き取れないこともあるので，そういう場合は第3章-4

(235ページ)にあるフレーズで何とか乗りきましょう。

　薬に関してもそうですが，すべてを記憶しておくということは不可能です。ただわからないことがあったときの調べ方や，対応法を知っているということが重要だと思います。

完璧を目指しちゃだめー！
できる範囲でお役に立てれば
それでヨシ！

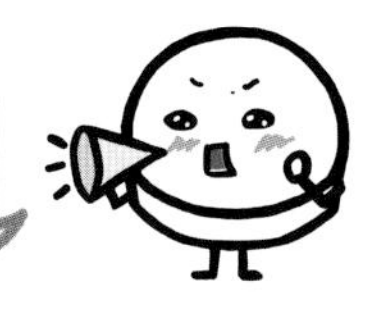

資料編

1. 症状を表す英単語
2. 疾患名を表す英単語
3. 診療科を表す英単語
4. 医療従事者を表す英単語
5. 検査や検査値を表す英単語
6. 医療用具を表す英単語
7. 体の部位を表す英単語
8. 臓器・器官を表す英単語
9. その他の英単語

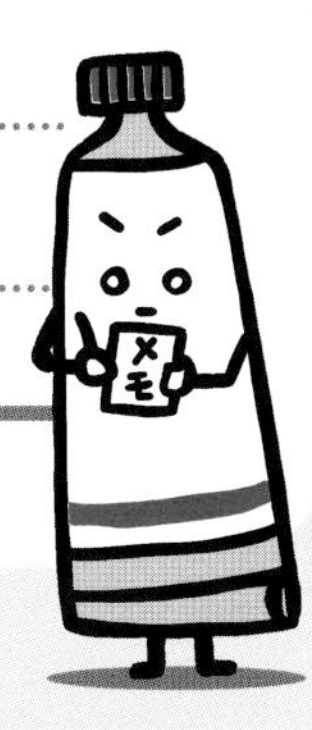

資料編

1. 症状を表す英単語

ここでは覚えておきたい「症状を表す単語」をご紹介します。第1章のstep4（49ページ）で基本の単語について触れていますが，より多くの単語を覚えることでリスニング力も上がりますし，表現の幅も増えるので頑張って覚えましょう。

第1章でもお伝えしましたが「症状がある」を“have＋症状”で表せるようにすべての単語を名詞でまとめています。文章の作り方については第1章のstep5（58ページ）をご覧ください。

整形外科や眼科，皮膚科でよく扱う単語についてはできるだけイメージで覚えられるようにイラストにしてまとめました。症状をイメージしながら覚えましょう。

●代表的な症状を表す単語

日本語▶英語

⑧⑧（5-1Aje）

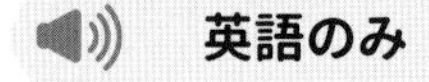

⑧⑧（5-1A）

〔 〕内は専門用語

熱	fever
悪寒	chills
咳	cough
痰	phlegm
くしゃみ	sneezing
鼻水	runny nose
鼻詰まり	stuffy nose

喘鳴	wheezing
声枯れ	hoarseness
めまい*	dizziness
ふらつき*	lightheadedness
耳鳴り	ringing in the ear
眠気	drowsiness
口の渇き(口渇)	dry mouth
震え(振戦)	shaking, tremors
疲労	fatigue
吐き気	nausea
嘔吐	vomiting
胸やけ	heartburn
膨満感	bloating
食欲不振	loss of appetite
下痢	diarrhea
頻尿	frequent urination
血尿	bloody urine
血便	bloody stool
動悸	palpitations
頻脈	rapid heartbeat〔tachycardia〕
徐脈	slow heartbeat〔bradycardia〕
不整脈	irregular heartbeat〔arrhythmia〕
息切れ	shortness of breath
かゆみ	itchiness, itching
肌のかゆみ	itchy skin
目のかゆみ	itchy eyes
脱毛	hair loss
ドライアイ	dry eyes
涙目	watery eyes
疲れ目(眼精疲労)	tired eyes
かすみ目	blurred vision
炎症	inflammation
麻痺	paralysis

こわばり，こり	stiffness
脱臼	dislocation
むち打ち症	whiplash
気分の落ち込み	depression
不安	anxiety
つわり	morning sickness〔pregnancy nausea〕
車酔い	carsickness
ほてり	hot flashes
不正出血	irregular bleeding
生理不順	irregular menstrual cycles
アレルギー症状	allergy symptoms
アレルギー反応	allergic reaction
アナフィラキシーショック	anaphylactic shock
高血糖	high blood sugar〔hyperglycemia〕
低血糖	low blood sugar〔hypoglycemia〕
多飲（異常な喉の渇き）	excessive thirst

*「めまい」の違い
めまいは一般的な表現としては“dizziness”が使われますが，より詳しい違いを表したい場合，「回転性のめまい」は“vertigo”，「ふらつき，軽いめまい」は“lightheadedness”が使われます。

\Tip!/

「車酔い」の“carsickness”と同じように，他の乗り物酔いも“sickness”を使って表現できます。例えば「船酔い」は“seasickness”，「飛行機酔い」は“airsickness”です。また，乗り物酔いをまとめて“motion sickness”ともいいます。これらの単語や“morning sickness”でもわかるように，“sickness”は吐き気を表す単語としてもよく使われます

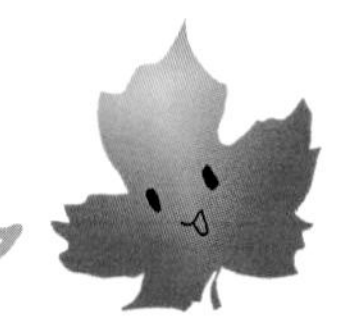

● その他の整形外科・眼科・皮膚科関連の単語

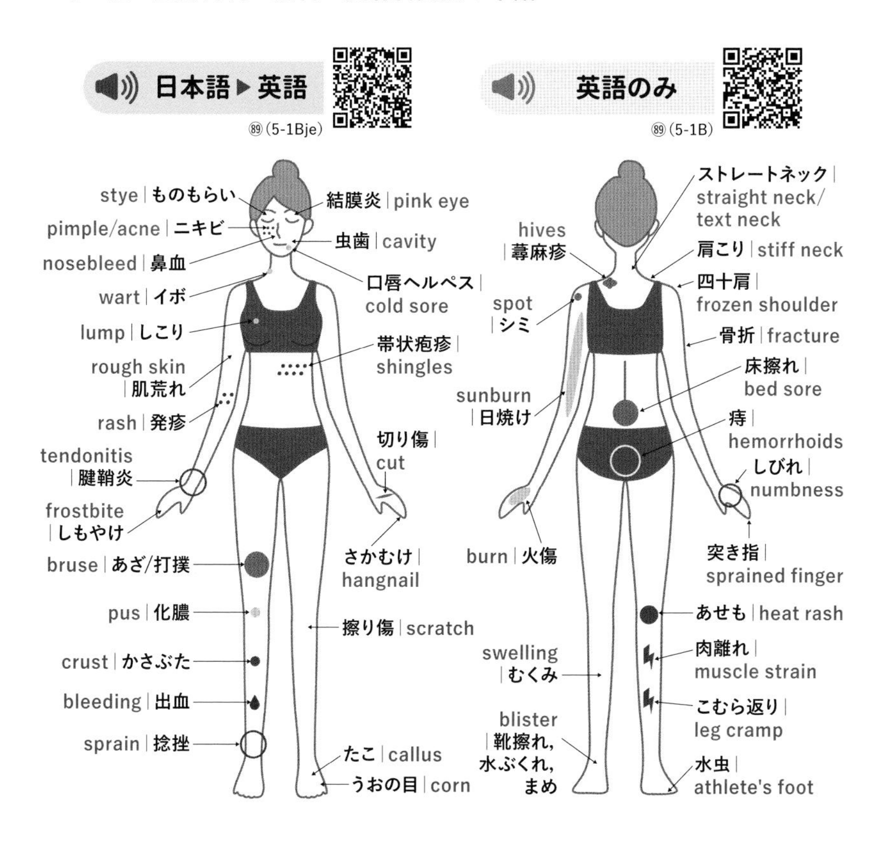

日本語の「肩こり」は，英語では「首のこり」と表現されます。

できるだけ簡単な単語で表現していますが，専門的には他にも色々な言い方があります(結膜炎→conjunctivitis，帯状疱疹→herpes zoster，口唇ヘルペス→oral herpes，擦り傷→abrasion，床擦れ→pressure ulcer)。

発疹の表現は状態に合わせて他にもいろいろな言い方がありますが，専門用語で使い分けるよりも，基本的には“rash”を使ったほうが患者さんにもわかりやすいです。

こむら返りのように，筋肉の痙攣によるいわゆる「つる」という表現は足以外にも使いますが，英語でも “cramp” が使えます。例えば胃痙攣は “stomach cramps” です。

● **炎症（○○炎）の表現**

⑨⓪（5-1Cje）

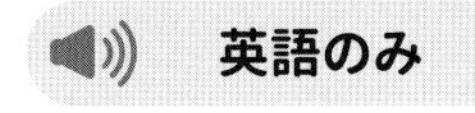

⑨⓪（5-1C）

関節炎	arthr**itis**
結膜炎	conjunctiv**itis**
皮膚炎	dermat**itis**
アトピー性皮膚炎	atopic dermat**itis**
気管支炎	bronch**itis**
鼻炎	rhin**itis**
副鼻腔炎	sinus**itis**
扁桃炎	tonsill**itis**
脳炎	encephal**itis**
甲状腺炎	thyroid**itis**
胃炎	gastr**itis**
肝炎	hepat**itis**
膵炎	pancreat**itis**
虫垂炎	appendic**itis**
大腸炎	col**itis**
膀胱炎	cyst**itis**

炎症を意味する単語は語尾が “ ～ itis” で終わるものが多いです。肺炎も “ ～ itis” を使えそうですが，“pneumonia” といいます。発音も特徴的ですね。

語尾が “ ～ itis” となる病名はまだまだたくさんありますが専門用語となることが多いため，余裕があれば覚えたいところです。

● 痛みの表現

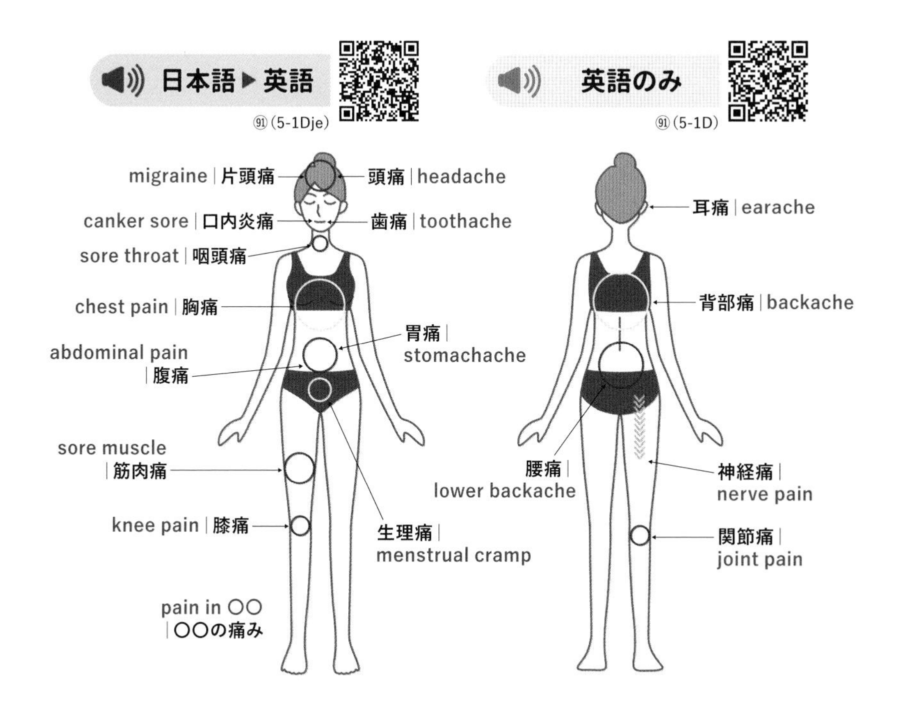
日本語▶英語
⑨1 (5-1Dje)
英語のみ
⑨1 (5-1D)
migraine | 片頭痛
頭痛 | headache
canker sore | 口内炎痛
歯痛 | toothache
sore throat | 咽頭痛
chest pain | 胸痛
胃痛 | stomachache
abdominal pain | 腹痛
sore muscle | 筋肉痛
knee pain | 膝痛
生理痛 | menstrual cramp
pain in ○○ | ○○の痛み
耳痛 | earache
背部痛 | backache
腰痛 | lower backache
神経痛 | nerve pain
関節痛 | joint pain

資料編

2. 疾患名を表す英単語

ここでは覚えておきたい「疾患名を表す英単語」を取り上げます。こちらも基本の単語については第1章のstep4で取り上げていますが，ここではより多くの単語をまとめていますので，よく対応する疾患から覚えていきましょう。

医療現場では疾患名が略語で表されることも多いですが，英語名を覚えてしまえば略語を見ただけですぐに判断できるようになります。

正式名が難しく，一般的に使われている別の単語がある場合はそれも記載しているので，状況に応じて使い分けてください。また，専門用語は〔 〕内に記載しています。

●代表的な疾患名を表す単語

日本語▶英語

92 (5-2Aje)

英語のみ

92 (5-2A)

〔 〕内は専門用語

風邪	cold, common cold
インフルエンザ	influenza, the flu
新型コロナ感染症	COVID-19, coronavirus
花粉症	hay fever, allergies
気管支炎	chest cold〔bronchitis〕
副鼻腔炎	sinus infection*1〔sinusitis〕
扁桃炎	swollen tonsils〔tonsillitis〕
喘息	asthma
COPD：慢性閉塞性肺疾患	COPD〔chronic obstructive pulmonary disease〕
中耳炎	middle ear infection*1〔otitis media〕

外耳炎	outer ear infection[*1]〔otitis externa〕
内耳炎	inner ear infection[*1]〔otitis interna〕
難聴	deafness[*2], hearing loss, hearing impairment
突発性難聴	sudden deafness, sudden hearing loss
脳炎	brain inflammation〔encephalitis〕
脳梗塞	stroke〔cerebral infarction〕
片頭痛	migraine
心筋梗塞	heart attack〔myocardial infarction：MI〕
狭心症	angina〔angina pectoris〕
弁膜症	heart valve disease 〔valvular heart disease：VHD〕
動脈瘤	aneurysm
静脈瘤	varicose vein
動脈硬化	hardening of the arteries〔arteriosclerosis〕
高コレステロール（脂質異常症）	high cholesterol〔dyslipidemia〕[*3]
甲状腺腫	goiter
甲状腺機能亢進症	overactive thyroid〔hyperthyroidism〕
甲状腺機能低下症	underactive thyroid〔hypothyroidism〕
肺炎	pneumonia
結核	tuberculosis：TB
胃炎	gastritis
消化性潰瘍	ulcer[*4]〔peptic ulcer〕
胃潰瘍	stomach ulcer〔gastric ulcer〕
十二指腸潰瘍	duodenal ulcer
逆流性食道炎	GERD（gastroesophageal reflux disease）
味覚障害	taste disorder
胆石	gallstone, gallbladder stone
小腸炎	intestinal inflammation〔enteritis〕
潰瘍性大腸炎	ulcerative colitis：UC
炎症性腸疾患	inflammatory bowel disease：IBD
過敏性腸症候群	IBS〔irritable bowel syndrome〕
腸閉塞	bowel obstruction〔ileus〕
食中毒	food poisoning

高血圧	high blood pressure〔hypertension〕
低血圧	low blood pressure〔hypotension〕
糖尿病	diabetes〔diabetes mellitus：DM〕
膠原病	collagen disease
心不全	heart failure：HF
腎不全	kidney failure, renal failure：RF
急性腎障害	acute kidney injury：AKI
慢性腎臓病	chronic kidney disease：CKD
肝炎	hepatitis
肝硬変	cirrhosis
膵炎	pancreatitis
癌，腫瘍	cancer, tumor
痛風	gout
不眠症	insomnia
うつ病	depression
摂食障害	eating disorder
統合失調症	schizophrenia
てんかん（てんかん発作）	epilepsy〔seizure〕
熱性痙攣	febrile seizure
パーキンソン病	Parkinson's disease：PD
アルツハイマー病	Alzheimer's disease：AD
認知症	dementia
骨粗鬆症	weak bones〔osteoporosis：OP〕
緑内障	glaucoma
閉塞隅角緑内障	closed-angle glaucoma
開放隅角緑内障	open-angle glaucoma
白内障	cataract
網膜症	retinopathy
前立腺肥大症	enlarged prostate 〔benign prostatic hyperplasia：BPH〕
過活動膀胱	overactive bladder：OAB
尿路感染症	UTI〔urinary tract infection〕
尿路結石	urinary stone

腎結石	kidney stone
ネフローゼ症候群	nephrotic syndrome：NS
膀胱炎	cystitis
貧血	anemia
関節炎	arthritis
関節リウマチ	rheumatoid arthritis：RA
変形関節症	osteoarthritis：OA
坐骨神経痛	sciatica
ヘルニア	hernia
更年期障害	menopause〔menopausal disorders〕
月経前症候群	PMS〔premenstrual syndrome〕
不妊症	infertility
子宮筋腫	uterine fibroids：UF
子宮内膜症	endometriosis
カンジダ症	candidiasis
白血病	leukemia
HIV感染症	HIV infection
梅毒	syphilis

[*1]「～炎」の表現
「～炎」という表現には，“infection（感染）”を使うものがありますが，必ずしも感染症が原因というわけではありません。“infection”を使った単語が定着しているものは，そのまま記載しています。

[*2] “deafness”について
“deafness”は，聴力を完全に，またはほぼ失った状態を示しますが，聞き取りづらい難聴に対しても使われることがあります。

[*3]脂質異常症の表現
「脂質異常症」は必ずしも総コレステロールが高値とは限りませんが，日本と同じように一般的には高コレステロールのイメージがあるため，高コレステロールを意味する“high cholesterol”のほうが通じやすいです。

[*4] “ulcer”について
“ulcer”はそれだけで胃潰瘍などの消化性潰瘍を表すこともありますが，「潰瘍」の総称のため，口内の潰瘍や傷の潰瘍などでも使われます。例えば「床擦れ」は“bed sore”といいますが，専門用語では“pressure ulcer”といいます。

“COPD”“GERD”“IBS”“UTI”“PMS”は一般の方にも略語で通じることが多いため，略語で覚えてしまいましょう。

●予防接種に使われる疾患名

主な予防接種で使われる疾患名です。院外の薬局では対応する機会はあまりないかもしれませんが医療人としては知っておきたい単語です。

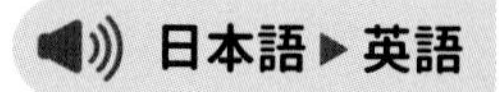

⑬(5-2Bje)

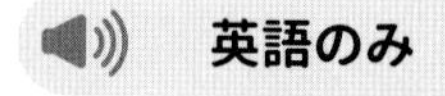

⑬(5-2B)

〔 〕内は専門用語

BCG	BCG
麻疹，はしか	measles
風疹，三日はしか	rubella
ジフテリア	diphtheria
百日咳	whooping cough〔pertussis〕
破傷風	tetanus
ポリオ	polio
みずぼうそう〔水痘〕	chickenpox〔varicella〕
おたふく風邪〔流行性耳下腺炎〕	mumps〔epidemic parotitis〕
日本脳炎	Japanese encephalitis
子宮頸癌 HPV	cervical cancer human papillomavirus：HPV
肺炎球菌	pneumococcal
A型肝炎	hepatitis A
B型肝炎	hepatitis B

●知っておきたい疾患名に付く接頭語，接尾語

⑭(5-2Cje)

⑭(5-2C)

良性の	benign
悪性の	malignant
急性の	acute
慢性の	chronic

細菌性の	bacterial
ウイルス性の	viral
アレルギー性の	allergic
先天性の	congenital
後天性の	acquired
～閉塞	obstruction
～梗塞	infarction
～不全	failure
～障害	disorder
～感染症	infection
～症候群	syndrome
～病	disease

本書ではあまり出てこない表現もありますが，文献などを読むとよく見る表現なので覚えておくと役に立ちます。

また，ここでは，調剤薬局で対応する可能性がある疾患について抜粋しました。さらに多くの疾患を覚えたい方は，厚生労働省が公表している「医療通訳に関する資料 一覧」も参考にしてみてください。

厚生労働省：医療通訳に関する資料一覧
(https://www.mhlw.go.jp/stf/seisakunitsuite/bunya/0000056944.html)

資料編

3. 診療科を表す英単語

診療科についての単語です。あまり使うことがないという方もいるかもしれませんが，患者さんにどの診療科を受診すべきか尋ねられたときなどに答えられるように基本的な診療科は覚えておきたいところです。

この症状は何科を受診したらいいでしょうか？
Which medical department should I go to for this symptom?

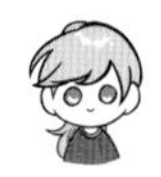

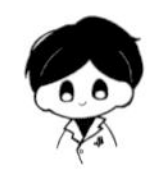

皮膚科を受診することをお勧めします。
I recommend you visit a dermatology department.

●主な診療科を表す英単語

日本語▶英語
⑮（5-3je）

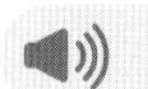

英語のみ

⑮（5-3）

内科	internal medicine
呼吸器内科	respiratory medicine
循環器内科	cardiology
消化器内科	gastroenterology
内分泌内科	endocrinology
神経内科	neurology
泌尿器科	urology
外科	surgery

呼吸器外科	respiratory surgery
心臓血管外科	cardiovascular surgery
消化器外科	gastroenterology surgery
内分泌外科	endocrine surgery
脳神経外科	neurosurgery
整形外科	orthopedic surgery
形成外科	plastic surgery
小児科	pediatrics
産科	obstetrics
婦人科	gynecology
精神科	psychiatry
眼科	ophthalmology
耳鼻咽喉科	otolaryngology (ENT*)
皮膚科	dermatology
歯科	dentistry
口腔外科	oral and maxillofacial surgery, oral surgery

*ENTは “Ear, Nose, and Throat” の略語で，海外では一般の人もよく使う略語です。

4. 医療従事者を表す英単語

専門医と主な医療従事者についての単語です。こちらも会話のやり取りで必要となることがあるので知っておきたい単語です。

専門医を表す単語はあえて詳しく使い分けなくても、どうしても詳しく伝えたいときだけ使えばよいでしょう。基本的には医師はすべて“doctor”を用い，「より専門性がある専門医」と伝えたいときは“specialist”を使うと簡単です。

●医師や医療従事者を表す英単語

日本語▶英語
⑯(5-4je)

英語のみ
⑯(5-4)

医師	doctor, physician
内科医	internist
外科医	surgeon
小児科医	pediatrician
産科医	obstetrician
婦人科医	gynecologist
精神科医	psychiatrist
皮膚科医	dermatologist
眼科医	ophthalmologist (eye doctor)
耳鼻科医	otolaryngologist (ENT doctor)
歯科医	dentist
歯科衛生士	dental hygienist
専門医	specialist
薬剤師	pharmacist

登録販売者	registered distributor（日本特有の資格のため英語で決まった言い方がありません）
看護師	nurse
助産師	midwife
放射線技師	radiology technician：RT
作業療法士	occupational therapist：OT
理学療法士	physical therapist：PT
言語聴覚士	speech-language-hearing therapist：ST
臨床心理士	clinical psychologist
臨床検査技師	clinical laboratory technician, medical technologist
栄養士	nutritionist, dietitian
医療ソーシャルワーカー	medical social worker
事務職員	clerical staff
受付職員	receptionist
ボランティア	volunteer
医療通訳者	medical interpreter

医療従事者の職種にはさまざまな言い方がありますが，ここでは基本的に厚生労働省が使用している単語，またはよく使われている単語を掲載しています（海外で使用されている正式な単語とは異なる場合があります）。他にも色々な言い方があるので，参考にしてください。

資料編

5. 検査や検査値を表す英単語

●各種検査を表す英単語

⑰ (5-5Aje)

英語のみ

⑰ (5-5A)

〔 〕内は別名，正式名，または専門用語

血液検査	blood test
尿検査	urine test〔urinalysis〕
便検査	stool test
精密検査	detailed examination thorough examination
病理検査	pathology test
細胞診	cytology test
喀痰検査	sputum test
アレルギー検査	allergy test
レントゲン検査（X線検査）	X-ray
超音波検査	ultrasound test〔sonography〕
内視鏡検査	endoscopy
CT検査	CT scan〔computed tomography〕
MRI検査	MRI scan〔magnetic resonance imaging〕
視力検査	eye test〔eyesight test〕
眼圧検査	eye pressure test〔tonometry〕
眼底検査	fundoscopy
視野検査	visual field test
聴力検査	hearing test〔audiometry〕
心電図検査	ECG〔electrocardiography〕
心臓カテーテル検査	cardiac catheterization
バリウム検査	barium swallow test〔upper GI series〕

胃カメラ（胃内視鏡検査）	gastroscopy
大腸内視鏡検査	colonoscopy
腹腔鏡検査	laparoscopy
マンモグラフィ（乳房X線検査）	mammography
子宮頸部細胞診	pap smear
肺機能検査	pulmonary function test
血中酸素飽和度測定	pulse oximetry
動脈血液ガス分析	arterial blood gas analysis
妊娠検査	pregnancy test
ブドウ糖負荷試験	OGTT〔oral glucose tolerance test〕
骨密度検査	bone density test
脳波検査	EEG〔electroencephalography〕
抗原検査	antigen test
抗体検査	antibody test
PCR検査	PCR test
インフルエンザ検査	flu test〔influenza test〕

●バイタルサイン・検査値を表す英単語

検査値が記載された処方箋が増えてきました。元の英単語を知っていると略語からでも想像しやすいので，覚えておくと便利です。

日本語▶英語

⑱(5-5Bje)

英語のみ

⑱(5-5B)

体温	temperature (BT) ※Bは“body”のB
血圧	blood pressure (BP)
心拍数	heart rate (HR)
脈拍数	pulse rate (PR)
呼吸数	respiratory rate (RR)
眼圧	eye pressure (intraocular pressure：IOP)
血糖	blood glucose (GLU), blood sugar
尿酸	uric acid (UA)
赤血球	red blood cell (RBC)

白血球	white blood cell (WBC)
血小板	platelet (PLT)
血尿素窒素	blood urea nitrogen (BUN)
ヘモグロビン	hemoglobin (Hb)
HbA1c	HbA1c
悪玉コレステロール	bad cholesterol (LDL cholesterol)
善玉コレステロール	good cholesterol (HDL cholesterol)
中性脂肪	triglycerides (TG)
クレアチニン	creatinine (Cr, CR, CRE, Creなど)
クレアチニンクリアランス	creatinine clearance (CCr, CLcr)
ビリルビン	bilirubin (Bil)
クレアチンキナーゼ	creatine kinase (CK)
プロトロンビン時間	prothrombin time (PT)
甲状腺刺激ホルモン	thyroid stimulating hormone (TSH)
骨密度	bone density
カルシウム	calcium (Ca)
ナトリウム	sodium (Na)
カリウム	potassium (K)
リン	phosphorus (P)
鉄	iron (Fe)
マグネシウム	magnesium (Mg)

「総～」と言いたいときは項目の前に “total”,「血清～」と言いたいときは “serum” を付け足すと表すことができます。例えば,「総ビリルビン」は “total bilirubin”,「総コレステロール」は “total cholesterol”,「血清鉄」は “serum iron”,「血清カリウム」は “serum potassium” ――といった具合です。

略語は病院によって異なる場合があります。例えば，薬剤師が腎機能に関する用量調整で気になる「クレアチニン」ですが，この略語は病院によって異なることが多々あります。

また，同じ略語で別の単語を意味することもあるので注意が必要です。

資料編

6. 医療用具を表す英単語

薬局では医療用具を販売する機会もあるかと思うので，代表的な医療用具の単語も覚えておくと便利です。一見英語かと思われる単語も，実は和製英語である場合があるため，英語圏で通じる単語を確実に覚えましょう。

●主な医療用具を表す英単語

日本語▶英語 
⑲(5-6je)

英語のみ 
⑲(5-6)

包帯	bandage
絆創膏	adhesive bandage, Band-Aid® (製品名)
スポイト	dropper
ピンセット	tweezers
三角巾	triangular bandage
つり包帯	sling
テーピングテープ	athletic tape
サージカルテープ	surgical tape
ガーゼ	gauze
脱脂綿	absorbent cotton
綿棒	cotton swab, Q-tip (製品名)
綿球	cotton ball
アルコール綿	alcohol swab
消毒液	sanitizer
氷嚢	ice pack
ギプス	cast
サポーター	supportive brace
腰ベルト	lumbar belt

松葉杖	crutch
車椅子	wheelchair
歩行器	walker
補聴器	hearing aid
老眼鏡	reading glasses
体温計	thermometer
体重計	scale
血圧計	blood pressure monitor
血糖測定器	blood glucose monitor
妊娠検査薬	pregnancy test kit
禁煙補助薬	smoking cessation aid
経口避妊薬	oral contraceptives, birth control pills, the pill
ピルケース	medicine organizer, pill case
お薬カレンダー	medicine calendar
オムツ	diaper
介護用オムツ（大人用オムツ）	adult diaper, incontinence brief
エプロン	apron
尿瓶	urine bottle
簡易トイレ／おまる	portable toilet/bedpan
服薬補助ゼリー	swallowing gel
オブラート	oblate, edible film

\Tip!/

薬局で「大人用オムツ」と言って患者さんに恥ずかしい思いをさせる心配があるときは，“protective underwear”と言うこともできます。

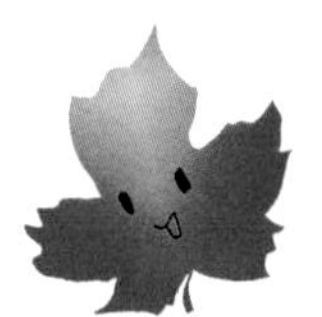

資料編

7. 体の部位を表す英単語

“eye” “nose” “hand” “leg” など，一般的に知られている単語は省略しています。

●主な体の部位を表す英単語

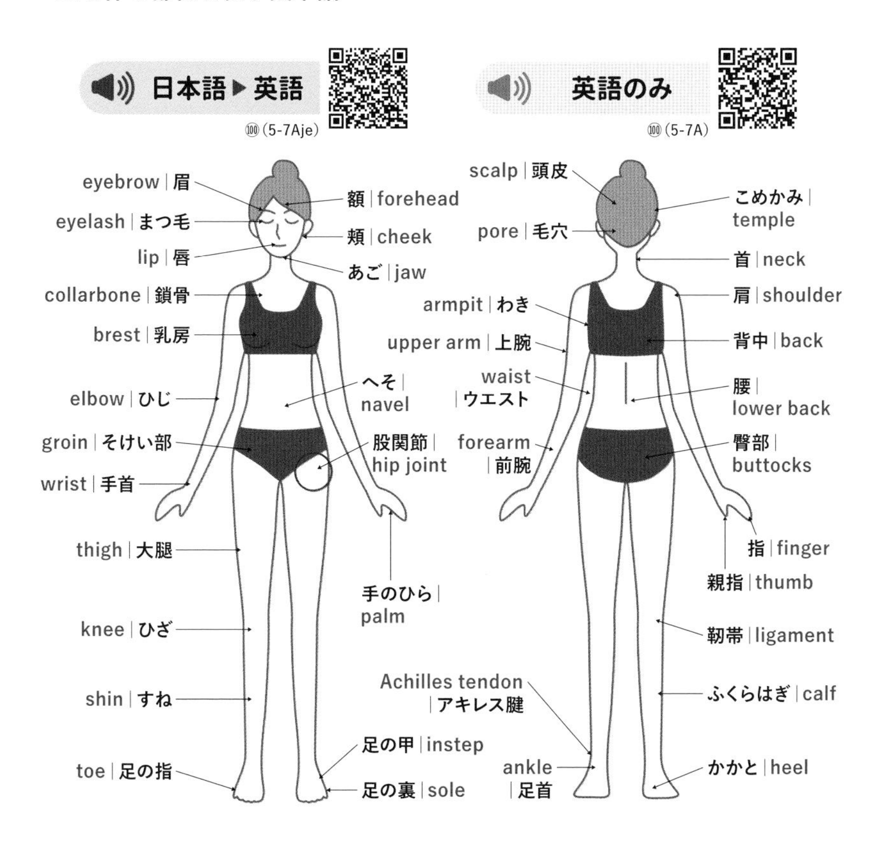

●その他の体の部位を表す英単語

日本語▶英語 
(5-7Bje)

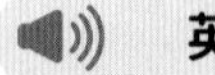

英語のみ 
(5-7B)

後頭部	back of the head
胸部	chest
みぞおち	upper abdomen
腹部	abdomen
陰部	genital area
人差し指	index finger
中指	middle finger
薬指	ring finger
小指	little finger, pinky
足の親指	big toe
足の小指	little toe, pinky toe
膝小僧	kneecap

靭帯はさまざまな場所にありますが，より詳しい場所を表すときは，“部位を表す単語＋ligament” で表すことが多いです。

「へそ」は，よりカジュアルな言い方として “belly button” もよく使われます。

足の指の表現は，親指と小指以外は手の指ほど使い分けることは少なく，順番どおりに “second toe” “third toe” “fourth toe” という言い方があります。

資料編

8. 臓器・器官を表す英単語

●主な臓器・器官を表す英単語

日本語▶英語

⑩(5-8Aje)

英語のみ

⑩(5-8A)

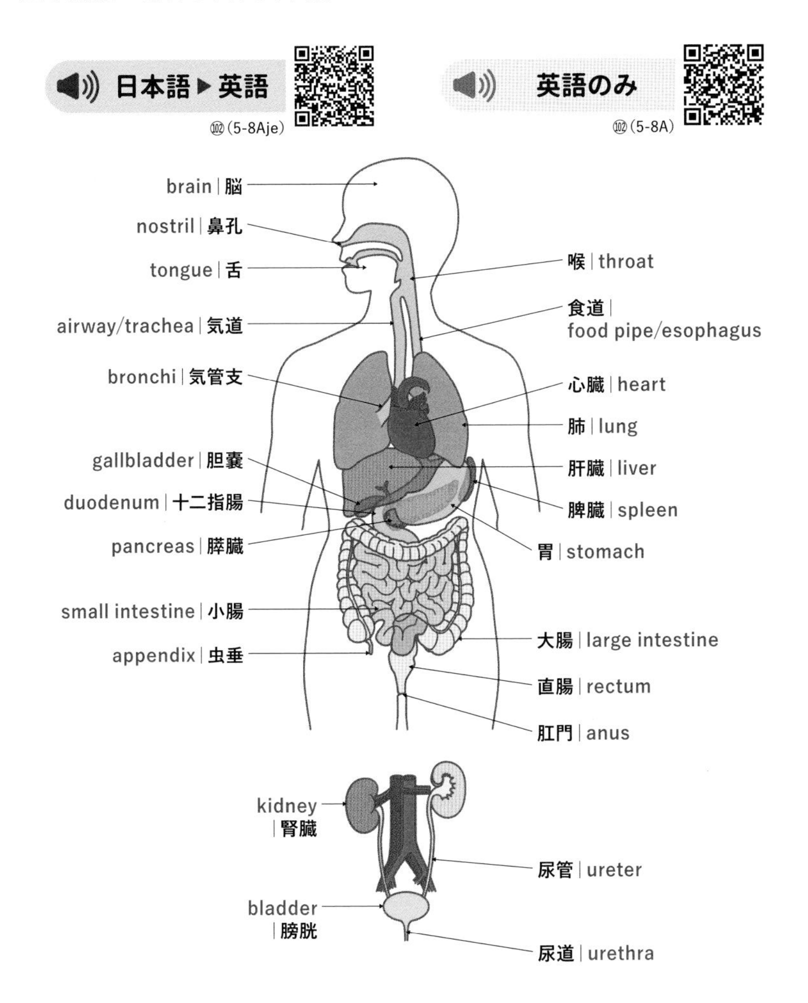

日本語▶英語

103 (5-8Bje)

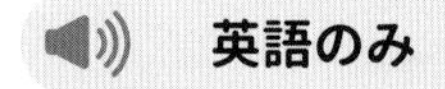

103 (5-8B)

鼻腔	nasal cavity
副鼻腔	paranasal sinuses
咽頭	pharynx
喉頭	larynx
扁桃	tonsil
甲状腺	thyroid gland
副腎	adrenal gland
前立腺	prostate
精巣	testicle
子宮	uterus
卵巣	ovary
卵管	fallopian tube
子宮頸部	cervix
膣	vagina

臓器の単語は難しいですが，例えば「食道」は“esophagus”の代わりに“food pipe”，「気道」は“trachea”の代わりに“airway”，といったように簡単な言い方をすることもあります。

また，一部の器官，例えば「気管支」は，単数では“bronchus”，複数では“bronchi”など表現が変わることがありますが，そこまで正確性にこだわらなくても伝わります。気になる場合は，より詳しい資料で確認してみてください。

資料編

9. その他の英単語

日本語▶英語 
⑩(5-9je)

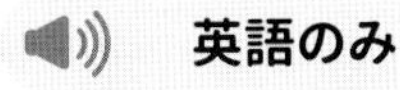
英語のみ 
⑩(5-9)

薬	medicine, medication
処方箋	prescription
処方箋薬	prescription medicine, medication, prescription
市販薬	OTC (over-the-counter) medicine, non-prescription medicine
健康食品	health food products
漢方薬／生薬	herbal medicine (他にもchinese medicine, kampo medicineなどさまざまな言い方があります)
薬局	pharmacy
ドラッグストア	drugstore
製薬会社	pharmaceutical company
かかりつけ薬剤師	family pharmacist
かかりつけ医	family doctor
保険証	health insurance card
介護保険証	(long term) care insurance card
受給者証	medical certificate
マイナンバーカード	My Number Card
お薬手帳	medicine notebook, medical record handbook, prescription record (日本独特のサービスのため英語で決まった言い方はありません)
問診票	questionnaire
紹介状	referral letter

使用期限	expiration date
受付	reception
番号札	number ticket
添付文書	package insert
薬歴	medication history
薬袋	prescription bag
残薬	leftover medicine
症状	symptom
患部	affected area
副作用	side effect
副反応	adverse reaction
相互作用	medication interaction
治療	treatment
入院	hospitalization
救急車	ambulance
透析	dialysis
手術	surgery, operation
有効成分	active ingredient
先発医薬品	brand-name medicine
後発医薬品	generic medicine
一般名	generic name
用量(1回量)	dosage (dose)
最大用量	maximum dosage
維持用量	maintenance dosage
開始用量/初回負荷用量	initial dosage/loading dosage
予防用量	preventive dosage
予防	prevention
予防薬	preventive medicine
予防接種	immunization
ワクチン	vaccine
細菌	bacteria
真菌	fungi
ウイルス	virus

あとがき

昔は，書籍を執筆する人は，大学院を出て博士号をとっていたり，英語であれば海外の大学に留学経験があったり——そういった素晴らしい肩書きや経験が必要なのだと思っていました。

一方で私はごくごく普通の薬剤師です。世の中には私が足元にも及ばない素晴らしい経験をお持ちの方はたくさんいらっしゃいますが，そんななか恐れ多くも，医療英語を学ぶ書籍を出版する機会をいただきました。

「工夫して楽しく学びたい」「成長し続ける人と繋がりたい」——そんな気持ちからSNSなどを通してさまざまなコンテンツを発信してきましたが，そこは素晴らしい肩書きなど必要なく，誰でも，何歳からでも同じスタート地点から頑張れる世界でした。そしてそこから，昔は想像もしていなかった書籍の出版に繋がりました。これからも多くの方が，肩書や年齢などを気にせず，自分が好きなこと，得意なことを活かせる道を見つけ，私もそういった素敵な方達と繋がり，楽しく活動が続けられたら嬉しいです。

また，本書の制作にあたって，英語フレーズの編集に協力してくださった乃雅（nolasu）さん。バイリンガルである乃雅さんにとってはより自然で口語的な英語表現がたくさんあるなか，ビギナー向けという視点で編集していただきました。柔軟な乃雅さんがいなければこの教材は完成しませんでした。

そして，急なお願いにもかかわらず快くご協力してくださったぺんぎん薬剤師先生。「薬学的な内容は現場をよく知る信頼できる薬剤師さんにチェックしてほしい」という要望に対して，普段から薬学的な発信をされている先生のご参加は大変ありがたいものでした。

最後に，この本に関わってくださった皆さま，この本を手にしてくださったすべての皆さまに心より感謝申し上げます。

2024年6月

Noriko

執筆者紹介

編　著

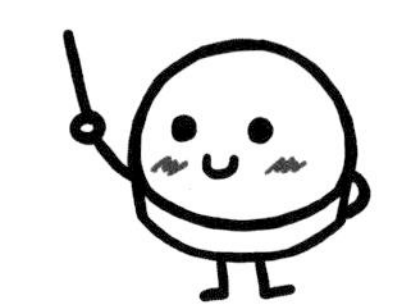

Noriko　共立薬科大学（現・慶應義塾大学薬学部）卒業後，ドラッグストアと調剤薬局勤務を経て，夫の駐在に帯同しアメリカに約3年間滞在。帰国後調剤薬局に復帰（現職）。また，医療通訳技能検定1級を取得し，Udemyにて教材を作成販売。
現在はインスタグラマーとして薬剤師視点の発信をしながら，ブログ，YouTube，tiktokなどさまざまな媒体でも発信中。
・Instagram　https://www.instagram.com/noriko_study_days/
・X　https://twitter.com/noriko_study_d
・ブログ　https://study-days.com/
　（本書の補足情報掲載ページ　https://study-days.com/update/）

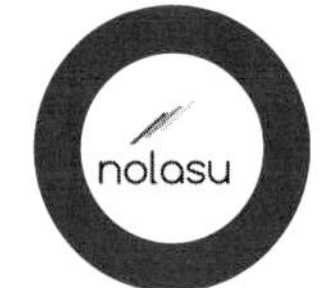

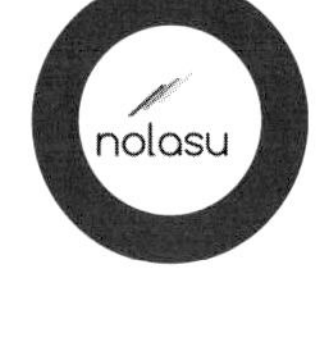

椎川乃雅（nolasu）　1999年から2009年，カナダ・バンクーバーへ留学。クワントレン工科大学卒。帰国後も両国を行き来しながら日本企業のカナダ進出に携わる。医療通訳者として通訳を行うかたわら，医療通訳試験対策教材を発信する「ノラスの医療英会話」のサイトを運営。
Youtubeでも「ノラスの医療英会話」というチャンネル名で医療英語に関する動画を配信中。訳書にウィリアム・H・マクレイヴン「ヒーローコード」。
・Webサイト（ノラスの医療英会話）　https://nolasu.com
・Youtube　https://www.youtube.com/nolasu

執筆協力

ぺんぎん薬剤師　広島大学卒業後，同大学院修士課程で基礎研究を行い，特許を取得。修了後は調剤薬局の薬剤師として在宅医療に関わり，エリアマネージャーや人事等も経験。
「薬の働きや薬剤師の仕事をわかりやすく伝えること」をモットーに，ブログ「薬剤師の脳みそ」を運営。各種SNSでの発信のほか，m3.comやアスヤクLABO等でコラムを連載中。

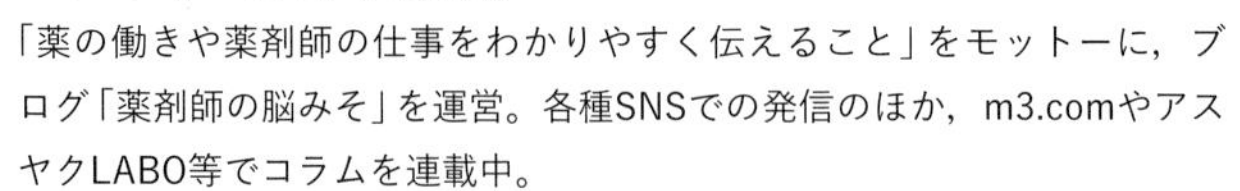

・ブログ（薬剤師の脳みそ）　https://yakuzaishi.love/
・X　https://x.com/penguin_pharm
・note　https://note.com/penguin_pharm
・その他　https://lit.link/penguinpharm

キャラクターデザイン，イラスト

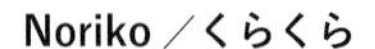

Noriko／くらくら

読者アンケートのご案内

本書に関するご意見・ご感想をお聞かせください。

下記QRコードもしくは下記URLから
アンケートページにアクセスしてご回答ください
https://form.jiho.jp/questionnaire/book.html

※本アンケートの回答はパソコン・スマートフォン等からとなります。
稀に機種によってはご利用いただけない場合がございます。
※インターネット接続料、および通信料はお客様のご負担となります。

これなら身につく！

薬局英会話最短トレーニング

定価　本体2,800円（税別）

2024年6月30日　発　行

編　著　Noriko　椎川（しいかわ） 乃雅（のあ）

発行人　武田 信

発行所　株式会社　じ ほ う

101-8421　東京都千代田区神田猿楽町1-5-15（猿楽町SSビル）
振替　00190-0-900481
＜大阪支局＞
541-0044　大阪市中央区伏見町2-1-1（三井住友銀行高麗橋ビル）
お問い合わせ　https://www.jiho.co.jp/contact/

組版　クニメディア（株）　　印刷　（株）暁印刷

ISBN 978-4-8407-5597-9